Doris Iding

Praxisbuch
Indianische Medizin

Doris Iding

Praxisbuch Indianische Medizin

Körper und Seele ganzheitlich behandeln mit Heilpflanzen, Atemübungen, Schwitzhütten und dem indianischen Medizinrad

Ludwig

Inhalt

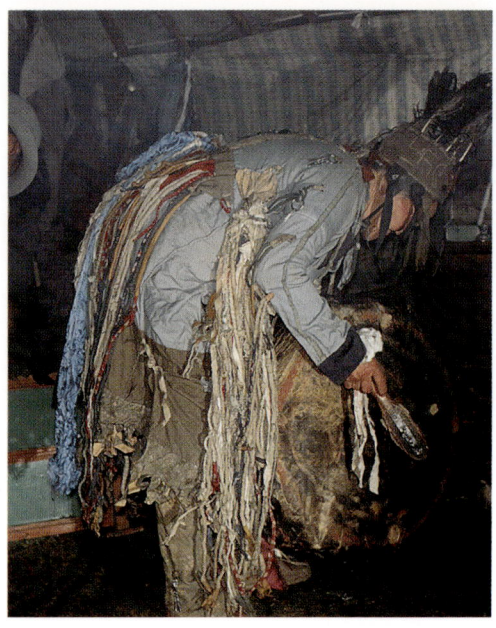

*Eine alte Schamanin, die eine Heilungs-
zeremonie für ein krankes Kind durchführt.*

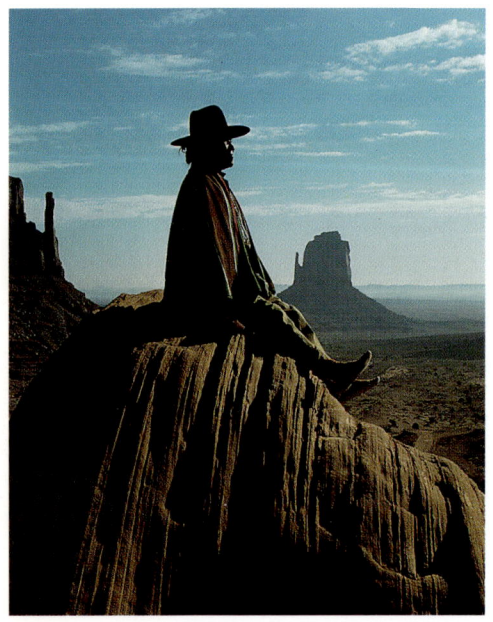

*Für die Indianer spielt die Natur eine große
Rolle, und sie achten alle Lebewesen.*

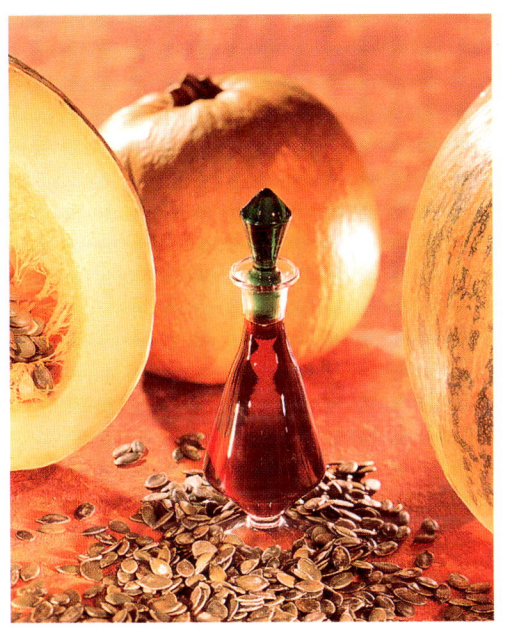

Nicht nur das Kürbisfleisch, auch das Öl und die Kerne enthalten heilende Wirkstoffe.

Schutz- und Krafttiere

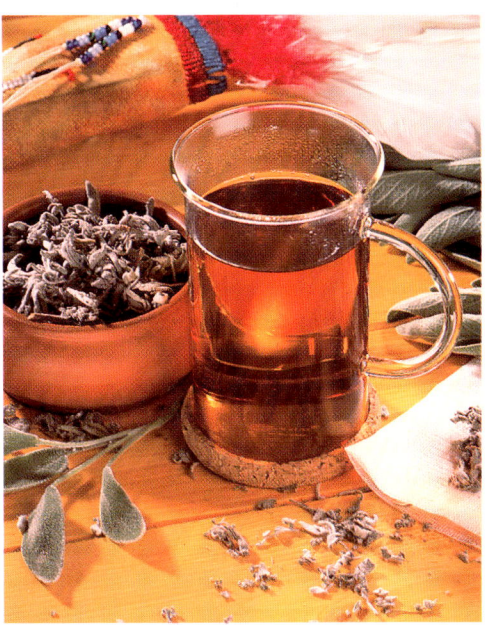

Salbei ist ein Tonikum für das Nervensystem und steigert Kraft und Vitalität.

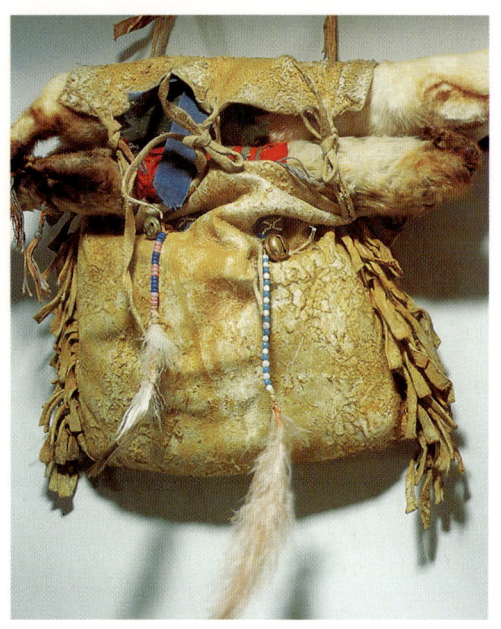

*Der reich geschmückte Medizinbeutel
beinhaltet den heiligen Tabak.*

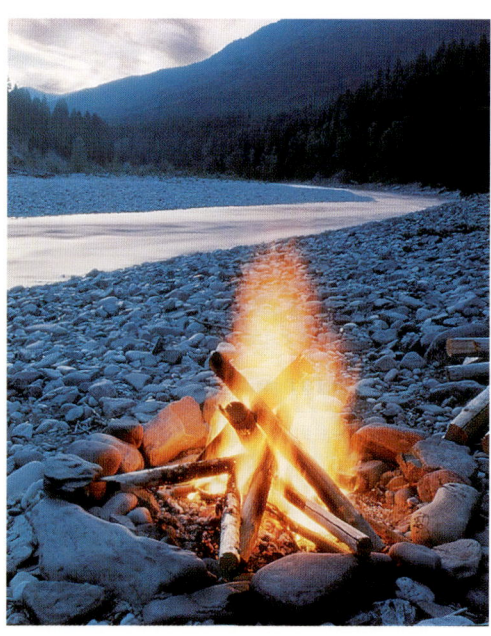

*Feuer stellt die Verbindung zu wakan tanka,
dem großen Geist, her.*

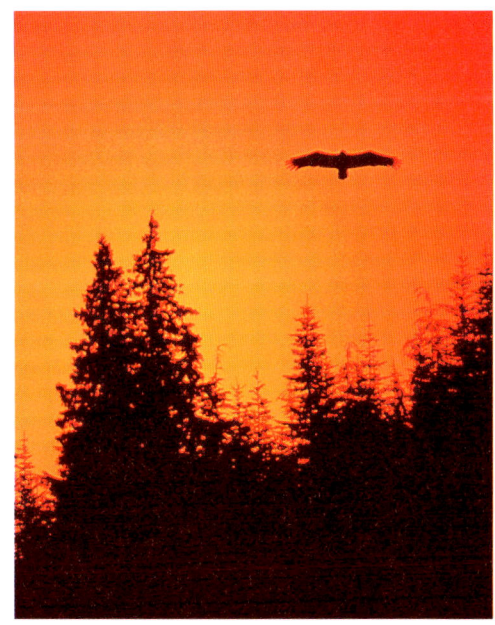

Bäume bereichern unsere Umwelt und schenken uns den lebenswichtigen Sauerstoff.

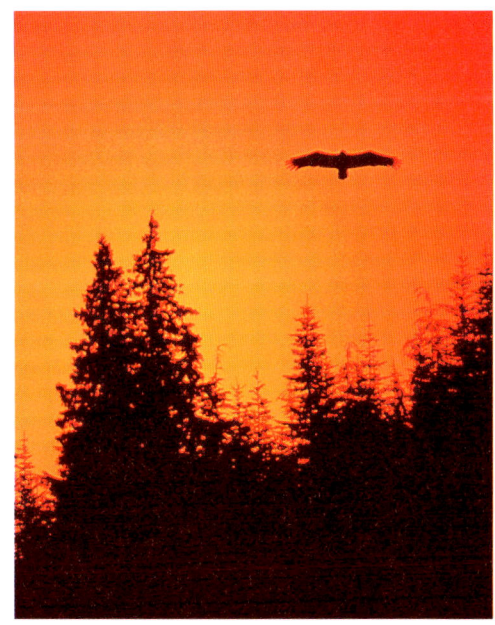

Bei der Atemtherapie lässt man mit jedem Atemzug Ängste und Traurigkeit hinter sich.

Der Weg des Herzens

Die amerikanischen Ureinwohner, sei es in Nord- oder in Südamerika, sind uns zivilisierten Menschen in vielen Dingen um einiges voraus. Seit Jahrtausenden leben sie das, was wir in den letzten Jahren wieder mühsam erlernen: einen harmonischen und respektvollen Umgang miteinander und mit allem, was Mutter Erde geschaffen hat.

Die Erde gehört allen Lebewesen: Menschen, Tieren und Pflanzen. Harmonie und Respekt – für die amerikanischen Ureinwohner der richtige Weg, um miteinander in Frieden zu leben.

Das Streben nach innerem Wachstum

Sie achten Pflanzen und Steine genauso wie den Wind und die Wolken. Tiere und Bäume sind für die Indianer ebenso spirituelle Lehrer wie Kinder und alte Menschen. Krankheiten und Zeiten der materiellen Not werden von ihnen als Prüfungen angesehen, als Lektionen, die das Leben und der Große Geist ihnen aufgegeben hat. Es gilt, sie zu bestehen und daran zu wachsen. Inneres Wachstum erfahren sie durch die seit Jahrhunderten von Generation zu Generation überlieferten Rituale. Zeremonien, durch die veränderte Bewusstseinszustände hervorgerufen werden, helfen den Menschen dabei genauso wie bestimmte Heilweisen, Pflanzen, Bäume und Tiere. Auch Ahnengeister tragen dazu bei ebenso wie Medizinräder und Schwitzhütten. Die Rituale haben zum Ziel, die Harmonie, die zwischen dem Mensch, seiner Umwelt, der Erde und dem ganzen Kosmos bestand und ins Ungleichgewicht gebracht wurde, wiederherzustellen.
Spricht man verallgemeinernd von indianischen Heilweisen oder »den Indianern«, muss man sich vor Augen halten, dass da-

> Dies wissen wir:
> Die Erde gehört nicht den Menschen,
> Sondern die Menschen gehören der Erde.
> Alle Dinge sind miteinander verbunden wie das Blut,
> Das uns alle vereint.
> Die Menschen haben das Gewebe des Lebens nicht gewoben,
> Sie sind nur ein Faden darin.
> Was immer sie dem Gewebe antun,
> Das tun sie sich selbst an.
>
> *(Sealth, Häuptling der Seattle)*

mit niemals alle Indianerstämme gemeint sein können. Es gibt auf dem nord- und südamerikanischen Kontinent eine große Anzahl von Indianerstämmen, wobei sich nordamerikanische Indianer aus Kanada von Stämmen, die im südamerikanischen Regenwald leben, stark unterscheiden.

Bei den Beispielen, die in diesem Buch aufgeführt werden, handelt es sich immer um das spezielle Wissen einzelner Stämme oder einzelner Medizinmänner. Die Behandlungsweisen variieren nicht nur zwischen nord- und südamerikanischen Stämmen. Sogar innerhalb eines Indianerstamms können die einzelnen Heilmethoden von Medizinmann zu Medizinmann unterschiedlich sein.

Alles ist mit allem verbunden

Kein Mensch beginnt, er selbst zu sein, bevor er nicht seine Vision gehabt hat.
(Weisheit der Ojibway)

Eines aber haben Stämme wie die Lakota, Sioux, Seneca, Irokesen, Cheyenne, Cherokee, Yanomami, Yaqui und zahlreiche andere gemeinsam: Sie wissen um die Einheit zwischen Mensch, Natur und Kosmos.

Auch wenn ihre höchsten Wesen oder Gottheiten unterschiedliche Namen tragen, sind sie sich der Verbindung, die zwischen allem Lebenden besteht, bewusst. Sie haben verstanden, dass es notwendig ist, allen Lebewesen, und seien sie auch noch so klein und scheinbar unbedeutend, mit Respekt, Achtung und Liebe zu begegnen.

Diese Haltung liegt auch den indianischen Heilweisen zugrunde. Die Indianer, sei es nun im Norden Kanadas oder in den Bergen Perus, sind nicht nur bemüht, die Symptome einer Krankheit zum Verschwinden zu bringen, sondern sie versuchen, deren Ursache herauszufinden. Niemals ist nur der Körper krank, sondern das Leiden entsteht im Herzen und durch falsches Handeln. Hier gilt es anzusetzen, um mit frischer Kraft wieder den Weg der Liebe gehen zu können.

Genau dies ist es, was wir von den Indianern lernen können: Den Weg des Herzens wieder zu entdecken und zu erkennen, dass wir, die Menschen, die Pflanzen und die Tiere, dass alle Geschöpfe auf diesem Planeten und in diesem Universum miteinander verbunden sind und dass das eine ohne das andere nicht leben kann.

Für alle meine Verwandten   *Doris Iding*

Das indianische Heilgeheimnis

Von der Art und Weise, wie indianische Heiler mit Krankheiten umgehen, geht für uns eine große Faszination aus. Wie sehr unterscheidet sich diese doch von dem, was uns geläufig ist. Auch wir sehnen uns danach, nicht nur von Symptomen befreit zu werden, sondern in einem wirklich umfassenden Sinn geheilt zu werden. Was allen uns so geheimnisvoll und oft auch fremd anmutenden indianischen Heilweisen zugrunde liegt, sind die tiefen Einsichten, dass der Mensch eingebunden ist in ein großes Ganzes und dass alles mit allem verbunden ist. Krankheiten werden als Ausdruck einer gestörten Balance von Körper, Seele und Geist verstanden, als Zeichen mangelnder Achtsamkeit sich selbst und der Natur gegenüber.

Dank an Mutter Erde

Seit Jahrhunderten überliefern Indianer in Riten, Liedern und Mythen das, was ihrer Weisheit und ihren Heilgeheimnissen zugrunde liegt: Sie preisen Mutter Erde und danken ihr und allem, was auf ihr wächst und was sie für unser Überleben bereitstellt. Die Native Americans, wie die Indianer Nordamerikas auch genannt werden, wissen, dass wir alle eine große Familie sind und dass wir nur dann eine Zukunft haben werden, wenn wir dieser Einsicht gemäß leben. Sie wissen, dass wir alle der Mutter Erde entstammen und dass wir auch wieder in ihren Schoß zurückkehren werden. Sie gilt es mit Respekt und Liebe zu behandeln, denn ohne sie können wir nicht leben. Sie gibt uns unser Zuhause. Und ohne sie sterben die Menschen. Mutter Erde schenkt den Menschen Getreide, Obst und Gemüse, um satt zu werden, Pflanzen, um geheilt zu werden, Luft, um zu atmen und Licht, um alle ihre Schöpfungen zu schauen.

Achtung und Demut

Indianer vergegenwärtigen sich, dass Tiere und Pflanzen ihre Verwandten sind. Sie zu achten, ist für sie genauso wichtig, wie die eigene Mutter und den eigenen Vater zu achten. Demut liegt einer solchen Haltung zugrunde, sich als genauso groß oder genauso klein wie z. B. eine Ameise zu empfinden und diese daher nicht einfach willkürlich zu töten. Dieser Demut verleihen Indianer Ausdruck, indem sie einem Tier ein Opfer darbringen, bevor sie es töten, ebenso einer Pflanze, bevor sie sie pflücken. Sie wissen, dass sie nur nehmen können, wenn sie dafür auch geben.

Als ich ein Junge war, erzählten mir meine Eltern, Großeltern, Tanten und Onkel jeweils allerlei über das Leben. Ich erfuhr, dass auf dem Weg Opfergaben nötig sind. Dass ich Lieder, Gebete und Zeremonien brauche, die mir weiterhelfen. Also brachten sie mir ein paar Lieder bei, und ich lernte Gebete und Zeremonien. Ich lernte heilige Stätten kennen und ging hin, um Opfergaben zu bringen und zu danken. Dies hat mir geholfen, bis zum heutigen Tag zu kommen.

(Alter Navajo vom Berg Mountain)

Lied der Erde
Ich bin von der Erde.
Sie ist meine Mutter.
Sie gebar mich mit Stolz.
Sie zog mich auf mit Liebe.
Sie wiegte mich am Abend.
Sie schob den Wind herbei
und ließ ihn singen.
Sie errichtete mir ein Haus
aus harmonischen Farben.
Sie nährte mich mit den Früchten ihrer Felder.
Sie belohnte mich mit der Erinnerung an ihr Lächeln.
Sie bestrafte mich mit dem Dahinschwinden der Zeit.
Und am Ende, wenn ich mich danach sehne, fortzugehen,
wird sie mich umarmen für alle Ewigkeit.
(Anna L. Walters, Pawnee-Otoe)

Die Tragik der weißen Menschen

Wenn die Indianer die weißen Menschen beobachten, sehen sie, dass ihnen das Wissen um die großen Zusammenhänge verloren gegangen ist. Sie sind erstaunt, wie diese Menschen mit ihrem eigenen Körper, mit anderen Menschen und mit der Natur umgehen. Ja, sie sind mehr als erstaunt, sie sind in ihrem Herzen zutiefst getroffen, weil sie erkennen, dass die Menschen in materiellem Reichtum schwelgen und offensichtlich trotzdem nicht glücklich sind.

Ein Tier oder eine Pflanze gibt ihr Leben, damit der Mensch existieren kann. Und so, wie das Tier heute für das Weiterleben eines Menschen stirbt, so wird auch dieser Mensch eines Tages sterben und den Würmern und der Erde als Nahrung dienen.

Der verloren gegangene Kontakt

Die Indianer kennen die Krankheit der Weißen und ihre tatsächlichen Ursachen. Sie sehen, dass wir in unserer zivilisierten Welt von uns selbst und von der Natur abgeschnitten sind. Uns ist die Verbindung zu den Elementen der Natur, die für die Indianer und für viele andere Naturvölker von solch großer Bedeutung ist, verloren gegangen.

In den Augen der Indianer lebt nur derjenige, der den Kontakt zur Natur, zu den Ahnen und all den sichtbaren und verborgenen Wesen und Kräften pflegt. Nur wer sich seiner eigenen Vergänglichkeit und seiner Unvollkommenheit bewusst ist, kann mit dem Herzen sehen.

Wir, die Menschen der Industriestaaten, betrachten uns als Krone der Schöpfung und vergessen, dass wir nur ein winziger Teil des Ganzen sind.

Für die Indianer spielt die Natur eine große Rolle. Sie leben in und mit der Natur, achten alle Lebewesen, ob Tier oder Pflanze, und greifen nie mutwillig in die Natur ein.

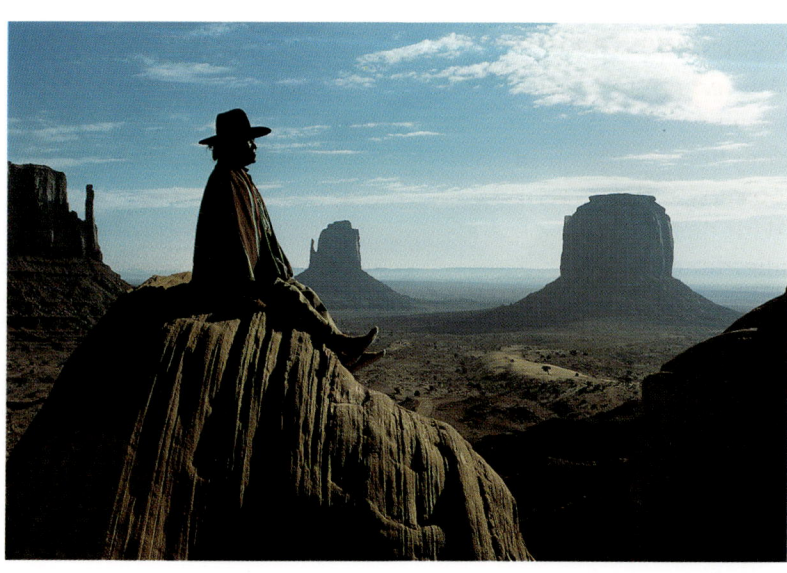

Polarität

Die Indianer wissen – im Gegensatz zu uns – um das grundlegende Prinzip der Polarität. Dies haben sie mit vielen anderen alten Kulturen und Naturvölkern gemeinsam. Das bekannteste Polaritätssymbol stammt aus dem Taoismus: Yin und Yang. Dargestellt sind zwei gegensätzliche Fische. Jeder trägt den Gegenpol des anderen in sich. Und nur beide zusammen ergeben die echte Vollkommenheit, den Kreis. Yin steht im Taoismus für das passive, weiche, weibliche Prinzip, Yang repräsentiert das aktive, harte, männliche Prinzip. Beide spiegeln die Notwendigkeit und das Ergänzende der Gegenseitigkeit wider.

Yin und Yang – eines ergänzt das andere. Ein Lebewesen kann ohne das andere nicht existieren, ist ohne das andere nicht vollkommen.

Diese grundlegende Polarität zeigt sich auch in den indianischen Sprachen. Nach Auffassung der Indianer bildet die Polarität von Himmel (männlich) und Erde (weiblich) die Basis für alle weiteren Polaritäten. Die Nacht kann nicht ohne den Tag sein. Mond und Sonne gehören zusammen, so wie auch Mann und Frau sich ergänzen.

Die Indianer wissen auch um die Polarität von schöpferisch und empfangend, hell und dunkel, kalt und warm, gut und böse und um eine weitere elementare Polarität: nämlich Geburt und Tod. Wer geboren wird, muss unweigerlich auch sterben, denn erst der Tod vollendet das Leben, denn durch den Tod wird der Lebenskreis geschlossen.

Geben und Nehmen

Wer nimmt, muss auch geben. Nur so wird die Balance aufrechterhalten, die Balance zwischen den einzelnen Menschen, zwischen der Natur und den Menschen, zwischen dem gesamten Kosmos und den Menschen.

Wird dieses gegenseitige Wechselspiel von Geben und Nehmen allerdings nicht vollzogen, kommt es zu einem Ungleichgewicht, es entsteht eine Störung. Zwischenmenschliche Beziehungen fangen an, schwierig zu werden, wenn immer nur einer gibt, während der andere nimmt. Genauso verhält es sich mit der Beziehung, in der der Mensch zur Natur steht. Wir können die Erde nicht benutzen, als wäre sie ein unerschöpfliches Reservoir. Die Natur hat längst damit begonnen, sich gegen ihre Ausbeutung zur Wehr zu setzen, etwa mit Umweltkatastrophen und Klimaveränderungen.

Wir danken unserer Mutter Erde, denn sie erfüllt noch immer die ursprünglichen Weisungen, indem sie für die Gesundheit und das Wohlergehen der Menschen und anderer Lebensformen in der Welt sorgt. Bis auf den heutigen Tag hat sie uns niemals im Stich gelassen. Und deswegen hören wir nicht auf, ihr dankbar zu sein. (Tekaronianekon, Mohawk-Indianerin)

Licht und Schatten

Die Indianer wissen auch, dass wir Menschen nicht nur gut, lieb und heilig sind. Wut, Neid, Aggression und Eifersucht sind ebenfalls menschliche Gefühle. Es sind unsere Schattenseiten, die zu uns gehören wie die dunkle Nacht zum hellen Tag gehört. Es ist sehr wichtig, gerade auch diese Gefühle zu akzeptieren und als Teil von uns anzuerkennen und anzunehmen. Die Unterdrückung solcher Gefühle kann zu Krankheiten führen. Erst ihr Akzeptieren kann uns befreien und den Weg zur Gesundung ebnen. Unterdrückung verhindert Balance. Und wer nicht in seiner Balance lebt, kann krank werden – so lautet ein indianischer Grundgedanke.

Das Heil des Einzelnen ist das Heil der Erde

Erst wenn der Mensch in Harmonie mit sich selbst, also seinem Körper, seiner Seele und seinem Geist lebt, kann er die Offenheit und Feinsinnigkeit entwickeln, die er braucht, um sich bewusst zu werden, dass er in seiner Ganzheit Teil des Universums ist und dass seine persönliche Gesundheit auch für das Heil der Erde wichtig ist. Umgekehrt ist das Heil der Erde wichtig für das Wohlergehen des Einzelnen und somit für die Weiterexistenz aller Wesen.

Achtsamkeit zur rechten Zeit

Wesentlich für das Verständnis der Heilweisen der Indianer ist der Gedanke, dass ein achtsamer Umgang mit sich selbst und der Erde, von der wir leben, viele Krankheiten erst gar nicht entstehen lässt. Es geht also nicht in erster Linie darum, erst dann Schritte einzuleiten, wenn der Mensch bereits erkrankt und die Erde arg in Mitleidenschaft gezogen ist. Das Prinzip lautet: Es ist besser, vorzubeugen und den eigenen Körper und alle anderen Lebensformen zu schützen und rücksichtsvoll damit umzugehen, anstatt erst aufzuwachen und zu handeln, wenn es bereits zu spät ist.

Und wenn es dem Menschen nicht gelungen ist, vorzusorgen, und es zu einer Erkrankung gekommen ist, behandeln Indianer nicht nur das Symptom, also die Ausdrucksform, in der sich eine Krankheit zeigt. Sie wissen, dass hinter der physischen Erkrankung eine psychische Ursache steckt. Deshalb versuchen sie, die

Alle Wesen existieren innerhalb einer Matrix. Wenn sich ein Wesen verändert, verändert sich die Matrix selbst, und mit der Zeit verändern sich so alle Wesen. Das letztendliche Geheimnis des Lebens ist die Wirklichkeit des Todes. Diejenigen, die dieses Geheimnis kennen, streben danach, die Matrix zu verändern und ihre Spuren auf der Erde zu hinterlassen. (Ron Smothermon)

Balance wiederherzustellen, die offenbar verloren gegangen ist. Wenn der Mensch erkrankt ist, so die indianische Auffassung, war er mit seinem Körper, seiner Umwelt oder dem Kosmos nicht mehr im Einklang.

Vielfältige Krankheitsursachen

Es gilt, die Ursachen für die nicht mehr vorhandene Balance herauszufinden. Diese können sehr vielgestaltig sein. Das Ursachenfeld ist wesentlich weiter gesteckt, als es in der europäischen Schulmedizin der Fall ist.

Neben eigener Unzufriedenheit, unterdrückter Wut und unausgetragenen Konflikten – um nur einige zu nennen – kann beispielsweise auch die Vernachlässigung von Riten, etwa den Ahnen Opfer zu bringen, als Verursacher und Auslöser für eine schwere Krankheit in Betracht kommen.

Gewöhnliche Leiden und echte Krankheiten

Im Regelfall unterscheiden die Indianer – besonders die des südamerikanischen Regenwalds – zwischen gewöhnlichen Leiden und echten Krankheiten.

Gewöhnliche Leiden treten häufig auf und werden nicht als bedrohlich angesehen. Die Indianer schenken ihnen nicht mehr Aufmerksamkeit als wir einem Schnupfen. Zu den gewöhnlichen Leiden zählen sie beispielsweise Halskratzen, leichte Verbrennungen oder einen verdorbenen Magen. Sie werden mit Kräutertees, Pflanzenpflastern oder auch Früchten (z. B. Avocados, Papayas oder Ananas) behandelt.

Indianische Familien verfügen im Regelfall über ein großes Wissen für solcherlei Behandlungen. Diese Kenntnisse werden von Generation zu Generation weitergegeben und versetzen sie in die Lage, sich selbst zu behandeln und ohne die Unterstützung eines Heilers auszukommen.

Echte Krankheiten dagegen können von dem Betroffenen oder seiner Familie nicht selbst behandelt werden. Um hier eine Heilung herbeizuführen, bedarf es der Diagnose und Behandlung durch einen Heiler.

Darin, welche Ursachen für bestimmte Krankheiten in Betracht gezogen werden, zeigen sich die ganz spezifischen indianischen Vorstellungen.

Gewöhnliche Leiden, z. B. leichte Verbrennungen oder Halsschmerzen, heilen die Indianer selbst mit Kräutern, Tees oder Früchten. Nur echte Krankheiten behandelt ein Heiler.

Böse Winde

Negative Winde sind in der Lage, Geister in einen Menschen zu blasen, ohne dass dieser es merkt. Die Geister setzen sich wie Parasiten im Inneren des Menschen fest und können dort allerlei Übel anrichten. Nur ein Heiler ist in der Lage, sie zu lokalisieren, um sie dann aus dem Körper des Kranken herauszusaugen.

Verärgerte Gottheiten

Ehrt ein Mensch die Götter zu wenig, vergisst er beispielsweise, ihnen bei rituellen Handlungen symbolisch einen Teil des Essens oder der Ernte zukommen zu lassen, oder beleidigt er sie sogar, kann es gut sein, dass eine dieser erzürnten Gottheiten den Menschen mit einer Krankheit bestraft.

Nur bei ernsten Krankheiten wird ein Heiler zurate gezogen. Er versucht, die Ursachen zu diagnostizieren und den Kranken davon zu befreien.

Tierseelen

Die Ursache einer Krankheit kann auch von einer Tierseele herrühren. Nach indianischer Vorstellung sind Tierseelen – ähnlich wie Geister – in der Lage, in einen Menschen einzudringen und ihm Schaden zuzufügen. Starker Kopfschmerz kann beispielsweise dadurch verursacht sein, dass eine bestimmte Echsenart zu lange betrachtet wurde. Die Seele dieser Echse klettert durch das Auge des Menschen in dessen Kopf und bereitet ihm dort stechende Schmerzen. Man spricht hier bei den Indianern auch von der Echsenkrankheit.

Susto

Ist das ganze Körpersystem durcheinandergebracht, leidet jemand an Appetitlosigkeit, Schwindel, Depressionen, Erbrechen, Unruhe oder Schwäche, kann nach Auffassung der Indianer Südamerikas Susto die Ursache sein. Susto bedeutet so viel wie Schrecken oder Seelenverlust und gehört zu den am häufigsten diagnostizierten Krankheiten Südamerikas. Die Indianer gehen davon aus, dass der Mensch nicht nur eine, sondern mehrere Seelen besitzt. Bei Susto ist es zum Verlust einer Seele gekommen, wofür es verschiedene Gründe geben kann: beispielsweise mangelnde Ahnenverehrung, zu wenig Opfergaben, Nichtbeachtung von Orten der Kraft. Auch ein Sturz oder ein Schrecken kann zu Susto führen. Bei Susto wird die verlorene Seele des Kranken meist an einem schlechten Ort festgehalten. In einem Ritual, das sich über viele Stunden erstrecken kann, wird sie von einem Heiler wieder zurückgeholt.

Böser Blick

Leidet ein Mensch an Allergien, Hauterkrankungen oder schweren Durchfällen, wird sehr häufig der böse Blick als Ursache diagnostiziert. Diese Vorstellung ist bei vielen Naturvölkern bekannt. Der böse Blick wird von eifersüchtigen oder missgünstigen Menschen ausgesandt. Die Naturvölker wissen um die Kraft der Gedanken und darum, was diese bewirken können. Sie gehen davon aus, dass die Folgen irgendwann wieder zu demjenigen zurückkehren werden, von dem sie ausgegangen sind. Am häufigsten, so der Glaube, werden Kinder vom bösen Blick getroffen.

Traditionelle indianische Behandlungsformen

Indianerstämme, die wenig oder gar keinen Kontakt zu Weißen haben, bedienen sich bei der Behandlung ausschließlich traditioneller Heilweisen. Dazu zählen:

- Körperliche sowie geistige Reinigungsverfahren
- Diäten und Musiktherapien
- Schamanistische Heilungsrituale
- Opferzeremonien (meistens mit Hilfe eines älteren und erfahrenen Schamanen)
- Behandlungen mit Zaubersprüchen

Die Behandlung richtet sich nach Diagnose und Krankheitsbild. Meistens werden dem Kranken darüber hinaus auch Hilfsmittel wie Tinkturen, Salben oder Pflanzenpflaster verabreicht. Unterstützt wird der Heilungsprozess häufig durch Amulette, Talismane, Kristalle oder andere Zaubersteine, die der Kranke bei sich tragen soll.

Heilungsrituale werden meist im Kreis der ganzen Familie durchgeführt. Sie dauern oft etliche Stunden, häufig sogar eine ganze Nacht.

Stämme, die mit der klassischen Schulmedizin in Kontakt gekommen sind, nutzen diese zusätzlich zu ihren traditionellen Heilverfahren. Sie behandeln die Symptome einer Krankheit mit der Schulmedizin und die wahren Ursachen mit ihren althergebrachten Heilweisen. Häufig raten sogar weiße Ärzte, die um die Bedeutung der traditionellen Heilverfahren wissen, Indianern, die sie behandeln, zu traditionellen Ritualen und zeremoniellen Opferhandlungen.

Bei indianischen Heilverfahren reicht es nicht, eine Krankheit von bestimmten Symptomen abzuleiten. Da die Indianer davon ausgehen, dass eine Krankheit unterschiedliche Ursachen haben kann, ist eine genaue Befragung des Kranken vonnöten. Diese ähnelt nicht selten einem therapeutischen Gespräch. Auch werden seine Träume näher betrachtet, weil sich in ihnen symbolisch die Ursachen einer Krankheit zeigen können.

Die traditionellen Heiler

Was uns Europäer an den indianischen Heilweisen fasziniert, ist wohl nicht nur die Nähe der Indianer zur Natur und ihr Weltbild, das sich so sehr von dem unseren unterscheidet. Es sind insbesondere die Heilerpersönlichkeiten, die uns in ihren Bann ziehen. Geprägt von der Herangehensweise der westlichen Medizin bleibt uns oft nichts anderes übrig, als uns von den Berichten über deren Heilerfolge in Staunen versetzen zu lassen.

Besonders der Schamane hat in den vergangenen Jahren sehr viel Interesse geweckt. Dabei sind viele Menschen dem Fehler verfallen, sozusagen jeden Indianer für einen Schamanen zu halten. Das ist selbstverständlich nicht der Fall. Genauso wenig trifft zu, dass jeder indianische Heiler ein Schamane ist. Es gibt vielmehr eine Reihe von Heilerpersönlichkeiten, die auf sehr unterschiedlichen Gebieten tätig sind – vergleichbar vielleicht mit den uns geläufigen Unterschieden zwischen Chirurg, Hautarzt und Homöopath.

Die Heilerfolge der Schamanen sind es, die die westlichen Mediziner in Staunen versetzen. Doch nicht jeder indianische Heiler ist ein Schamane. Unter den indianischen Heilern gibt es, ähnlich wie in der uns bekannten Medizin, Spezialisten, z. B. Hebammen oder Kräuterkundige.

Hebamme

Auch bei vielen Indianerstämmen begleiten Hebammen die Frauen während der Schwangerschaft und bei der Geburt. Sie sind auch ansonsten für die Behandlung von Frauenleiden zuständig, die sie mit Tees und Massagen, aber auch mittels magischer Praktiken heilen.

Herbalist

Der Herbalist ist ein Kräuterkundiger, ein Fachmann der Pflanzenkunde. Oft stammt er aus einer Familie, in der seit Generationen mit diesem Wissen gearbeitet wird. Häufig – so z. B. bei den Callawaya-Indianern Boliviens – zieht er monatelang umher, um Kranke zu behandeln, wobei er weit herumkommt.

Ein Herbalist weiß um die Anwendung sämtlicher Bestandteile einer Pflanze und wann die Wurzel, das Kraut, die Blüte oder die Früchte verabreicht werden müssen. Er heilt primär mit Hilfe der Kräuter; magische und religiöse Rituale spielen bei der Ausübung seiner Tätigkeit eine untergeordnete Rolle. Das Sammeln und Herstellen von Kräutermedizin unterliegt immer auch gewissen Ritualen.

Medizinmann

Der Begriff »Medizinmann« wird eigentlich für die Heiler nordamerikanischer Indianerstämme verwendet. Als Medizinmann bezeichnet man einen Heiler, der große übernatürliche Kräfte besitzt, die er einsetzen kann, um Krankheiten zu heilen. Auch gibt es Medizinmänner, die lediglich in der Anwendung bestimmter Arzneien und Pflanzen sehr erfahren sind. Als Heilmittel verwenden diese – wie die Herbalisten – in erster Linie Pflanzen. Aber auch hier gibt es Spezialisierungen.

In vielen Fällen war früher das Amt des Medizinmanns mit den Aufgaben eines Priesters oder Schamanen verknüpft. Noch heute gibt es in Nordamerika geheime Medizingesellschaften, in denen Medizinmänner Mitglieder sind und mit schamanistischen Praktiken arbeiten. Diese Gesellschaften stellen sowohl ein Statussymbol als auch eine Demonstration der Macht dar. Zu den Praktiken eines Medizinmanns zählen u. a.:

- Beschwörungen mit Rasseln
- Aussaugen von Krankheiten
- Maskentänze

Das wahre Können eines Schamanen zeichnet sich darin aus, dass seine Seele während einer Trance den Körper verlässt und in andere Welten reist.

Schamane

Der Schamane ist der Trancespezialist der Indianer und gleichzeitig eine große Autorität.

Der Schamanismus zählt zu den Phänomenen, die die Ethnomedizin am meisten faszinieren. Noch zu Anfang unseres Jahrhunderts ging die Wissenschaft davon aus, bei Schamanen handle es sich um Psychopathen, Epileptiker und Schizophrene. Heute weiß man, dass Schamanen keineswegs Verrückte sind.

Meister der Ekstase

Das Wort »Schamane« hat seinen Ursprung im tungusischen »shaman«, was so viel bedeutet wie außer sich geraten. Mircea Eliade, einer der wichtigsten Religionswissenschaftler des 20. Jahrhunderts, übersetzte Schamanismus als Technik der Ekstase und Schamane als Meister der Ekstase.

Genau dieses magisch-religiöse Element bildet den Mittelpunkt im Leben eines Schamanen – die Fähigkeit, sich selbst in Ekstase zu versetzen. Während der Ekstase kann er seinen Körper verlassen und eine Seelenreise unternehmen. Außerdem kann er

Ein Schamane ist immer auch ein Medizinmann, aber ein Medizinmann ist noch lange kein richtiger Schamane.

böse Geister fernhalten und gute um Hilfe bitten. Er kann übersinnliche Erkenntnisse gewinnen und sie für die Menschen einsetzen. Dadurch unterscheidet er sich ganz grundlegend und elementar von allen anderen Heilertypen.

Vielseitige Fähigkeiten

Ein Schamane muss sehr viele Aufgaben in sich vereinen: Er ist Magier und Medizinmann, Priester und Seelenbegleiter in einem. Gleichzeitig kann er aber beispielsweise auch noch Dichter und Mystiker sein. Des Weiteren hat er Verbindungen zu Toten, Dämonen und Naturgeistern. Er kann sie rufen und sich jederzeit ihrer Hilfe bedienen.

Eines ist er also auf jeden Fall nicht – was früher fälschlicherweise häufig angenommen wurde: ein Besessener. Denn die Geister, mit deren Hilfe er Kranke heilt, beherrscht er.

Welche Menschen Schamanen werden

Wer heilen kann, kann auch Leiden bringen, und so gibt es auch Schwarzmagiere.

Während viele Menschen in Europa eine eher romantische Vorstellung von einem Schamanen haben, ist der Weg, den jemand gehen muss, um Schamane zu werden, lang, entbehrungsreich und häufig auch sehr einsam. Vielfach ist er an eine Reihe von Tabus, z. B. sexuelle Enthaltsamkeit, geknüpft.

Eigentlich kann jeder Mensch Schamane werden, meist muss man aber dazu in irgendeiner Weise berufen sein, z. B. über hellseherische Gaben verfügen. Wie dann die Verleihung der Schamanenkraft erfolgt, kann allerdings sehr unterschiedlich sein.

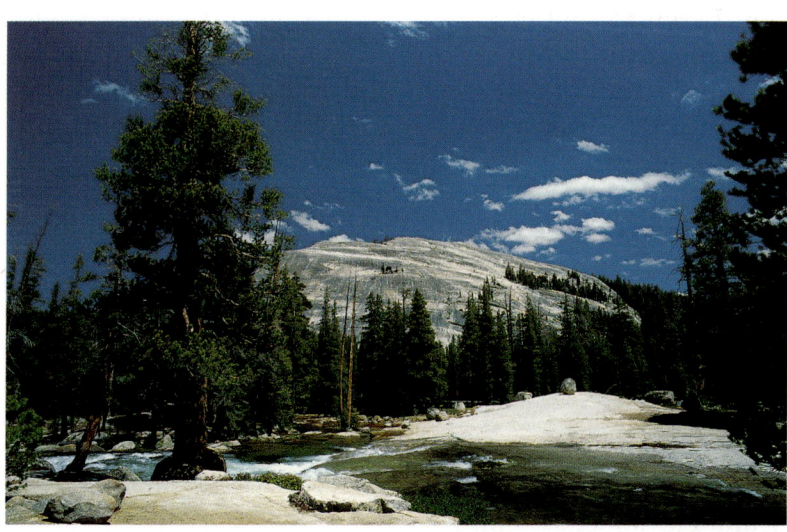

In weiter, unberührter Natur haben Schamanen noch den Kontakt zu Naturgeistern.

Die verschiedenen Funktionen des Schamanen

- Heiler
- Magier
- Priester
- Sänger

- Opferpriester
- Zeremonialleiter
- Totenführer
- Dichter

- Jagd- und Regenzauberer
- Hüter religiöser Traditionen und Mythen

Vererbung: Wächst jemand in einer alten Schamanenfamilie auf, kann er das Amt von seinem Großvater oder Vater erben. Vielfach sind die Fähigkeiten, die einen Menschen zum Schamanen prädestinieren, angeboren. Schon als Kind werden ihm die entsprechenden Kenntnisse und Techniken sowie deren Anwendung durch die Familie vermittelt.

Spontanberufung: Es kann auch vorkommen, dass ein Mensch über einen Traum, in dem sich ihm Geister und Götter mitteilen, dazu gebracht wird, Schamane zu werden.

Eigener Wille: Hat sich jemand selbst dafür entschieden, Schamane zu werden – was möglich ist –, ist seine Kraft schwächer ausgeprägt als beim erblich oder spontan berufenen Schamanen. Solche Self-made-Schamanen sind nichts Ungewöhnliches.

Die Initiation des Schamanen

Die Initiation zum Schamanen wird sehr häufig als äußerst dramatisch und mit vielen physischen Leiden einhergehend beschrieben. Viele als Schamanen Ausersehene wehren sich gegen ihre Berufung und missachten die Zeichen, die ihnen Götter, Geister und die Natur schicken. Das kann zur Folge haben, dass sie von einer sehr schweren Krankheit heimgesucht werden, die sie in die Nähe des Wahnsinns und des Todes bringt. Über die Todeserfahrungen erlangen sie ihr großes Wissen über das Totenreich und erleben dieses als ebenso existent wie die reale Welt. Es kommt zum Abstieg in die Unterwelt und zu einer mystischen Auferstehung. Während der Krankheit sprechen ihre zukünftigen Hilfsgeister zu ihnen und unterweisen sie in ihre Aufgaben.

Andere Schamanen erlebten ihre Initiation, ihre Weihe, beim Trommeln, wobei ihnen die Geister das erste Mal begegneten. »Der Schamane Gamykha erzählte, dass, als er einmal beim Trommeln war, die Geister herabstiegen und ihn in Stücke schnitten, wobei sie ihm auch die Hände abschlugen. Sieben

Die Götter geben den Schamanen zwar die wunderwirksamen Kräfte, aber die Technik, sie herbeizurufen, müssen die Schamanen selbst erlernen.

21

Die Fähigkeit, in andere Bewusstseinszustände einzutreten, hat das Interesse vieler Wissenschaftler geweckt. Sie sprechen in diesem Zusammenhang von Ekstase und Entase. Bei der Ekstase verlässt der Schamane seinen Körper, um den Geistern zu begegnen, bei der Entase nimmt ein Geist von dem Körper des Schamanen Besitz. Er spricht durch ihn, und auf diese Weise erfahren die Menschen die wahren Ursachen ihrer Krankheit.

Tage und sieben Nächte blieb er bewusstlos auf dem Boden ausgestreckt. Während dieser Zeit weilte seine Seele im Himmel, ging dort mit Donnergeistern spazieren und machte dem Geist Mikkulei einen Besuch.« (Mircea Eliade)

Der weitere Weg

Im Anschluss an die Initiation wird der Schamane in den meisten Fällen von alten Schamanenmeistern unterwiesen. Er lernt schamanische Techniken, die Namen und Funktionen der Geister, die Mythen des Stammes, Geheimsprachen u. v. m.

Oft lebt ein Schamane, nachdem er initiiert wurde, Jahre mit seinem Lehrer zusammen. Nicht selten dauert die Ausbildung vier, sieben, mitunter sogar zwölf Jahre.

In dieser Zeit lernt der Heiler auch den Umgang mit Heilpflanzen und den Eintritt in andere Bewusstseinsebenen. Dabei kommt er mit weiteren Geistern und Ahnen in Kontakt, die ihm bei späteren Krankenbehandlungen zur Seite stehen. Sie begleiten ihn in andere Welten, schützen ihn vor Irrungen und helfen ihm bei der Diagnosestellung sowie der Auswahl der richtigen Heilpflanzen.

Der Weltenbaum

Der Eintritt in andere Bewusstseinszustände ist eng mit der Vorstellung des Weltenbaums verbunden. Die Seele des Heilers verlässt den Körper, um am Weltenbaum entlang in andere kosmische Sphären zu reisen.

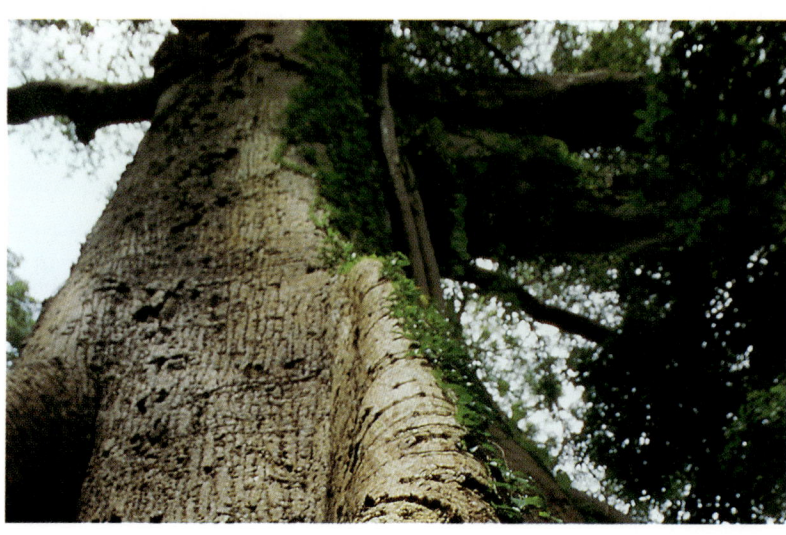

Der Kapokbaum symbolisiert den schamanischen Weltenbaum in der Natur. Der Weltenbaum verbindet die Unterwelt mit den Göttern und die Indianer mit dem Großen Geist.

> Unser normales Alltagsbewusstsein ist nur eine Art von Bewusstsein, und viele andere Arten von Bewusstsein umgeben es, nur durch einen dünnen Schleier verborgen. Möglicherweise verbringen wir unser ganzes Leben, ohne jemals von ihrer Existenz zu erfahren. Gebrauchen wir aber den richtigen Stimulus, so können wir sie in ihrer ganzen Vielfalt erleben.
>
> *(William James)*

Der Weltenbaum bildet den Mittelpunkt der Welt. Seine Wurzeln sind die Verbindung zur Unterwelt, seine Wipfel ragen ins Reich der Götter. An seinen Wurzeln werden den Göttern Opfergaben dargeboten. Die Seelen der Gaben reisen zu den Göttern und stimmen sie gnädig.

Der irdische Repräsentant des Weltenbaums ist der Kapokbaum (Ceiba pentandra), der bis zu 60 Meter hoch wird. Auch in seinen Kronen – so die Vorstellung – leben Geister.

Bewusstseinsveränderung

Nicht nur Schamanen, sondern alle Menschen können veränderte Bewusstseinszustände herbeiführen, um dadurch der Wahrheit oder – wie die Indianer sagen – dem Großen Geist ein Stück näher zu kommen. Alle Menschen sind von Geburt an in gewisser Weise mit Gott verbunden. Während wir diesen Kontakt im Verlauf der Kindheit oder Pubertät verlieren, bewahren sich die Naturvölker ihn durch Initiationsriten und rituelle Weihen in der Jugendzeit. Diese Zeremonien sind häufig schmerzvoll, aber sie dienen u. a. der Erhaltung des Kontakts zum großen Ganzen. So wird die spirituelle Grundlage aufrechterhalten.

Der Wunsch nach Spiritualität

Auch in unserem Kulturkreis hat sich in den letzten Jahren das Bedürfnis nach Spiritualität und Bewusstseinserweiterung sehr gewandelt und verstärkt. In speziellen Seminaren können Menschen wieder damit in Kontakt kommen. Häufig erinnern sie sich dann daran, in Kindesjahren Erfahrungen gemacht zu haben, bei denen sie Gott oder anderen göttlichen Wesen begegnet sind oder zumindest deren beruhigende Gegenwart gespürt haben.

Beim Eintritt in andere Bewusstseinsebenen verändern sich die chemischen Zustände im Nervensystem. Verursacht wird dies durch bestimmte Botenstoffe im Gehirn, so genannte endogene und exogene Neurotransmitter.

23

Bewusstseinserweiternde Techniken im Schamanismus

- Einnahme psychoaktiver Substanzen (z. B. Peyote)
- Rhythmische Stimulation (z. B. Trommeln)
- Konzentration auf Gegenstände (z. B. Zaubersteine)

Tatsächlich besitzen wir viele verschiedene Bewusstseinsebenen, halten uns aber primär im Alltagsbewusstsein auf. Durch die richtigen Techniken und Übungen ist es nicht schwer, wieder mehr Zugang zu anderen Ebenen zu bekommen.

Die kosmische Landkarte

Der Schamane betritt andere Bewusstseinsebenen häufig und »professionell«. Dabei bedient er sich verschiedener Techniken. Er reist ins Jenseits, in die Unterwelt oder in den Himmel. Dabei holt er entweder verloren gegangene Seelen erkrankter Menschen wieder in ihren Körper zurück, oder er begleitet Verstorbene bzw. deren Seelen ins Reich der Toten. Nur der Schamane kennt die »kosmische Landkarte«, sie hat sich ihm im Lauf seiner Lehrjahre im Bewusstsein eingeprägt. So kann er durch die unterschiedlichsten kosmischen Sphären reisen, ohne sich darin zu verlieren.

Bei den Indianern Mittel- und Südamerikas hat die Verwendung psychoaktiver Pflanzen eine jahrtausendealte Tradition und wird bei bestimmten rituellen Zeremonien eingesetzt.

Psychoaktive Pflanzen

Die Einnahme psychoaktiver, halluzinogener Substanzen ist eine häufig angewendete Möglichkeit, Bewusstseinsveränderungen hervorzurufen. Die bei uns als Drogen bezeichneten Stoffe, deren Verwendung auch streng verboten ist, sind bei vielen Naturvölkern wesentlicher Bestandteil von Heilungsritualen.

Welche Pflanzen dafür hauptsächlich verwendet werden, variiert je nach klimatischen Bedingungen und Anbaumöglichkeiten. Von den Schamanen werden die psychoaktiven Pflanzen als »Pflanzen der Götter« besonders verehrt.

Bei all diesen Pflanzen kommt es zu einer Veränderung in der Wahrnehmung und im Ich-Bewusstsein. Der Schamane kann sich aus seinem Normalbewusstsein lösen und ist in der Lage, in andere Welten zu reisen.

Die wichtigsten halluzinogenen Pflanzen der Indianer sind:

- Peyote
- Ayahuasca
- Fliegenpilz

Neben Peyote (siehe Seite 54f.) zählt die Dschungelliane Ayahuasca zu den berühmtesten und meistverwendeten Pflanzen Südamerikas. Aus Ayahuasca und anderen Pflanzenzusätzen wird Yage, ein von Schamanen sehr häufig eingenommenes Gebräu, bereitet.

Wichtiger Hinweis

Die Indianer setzen alle bewusstseinserweiternden Drogen ausschließlich in rituellen Kontexten ein, und sie messen den Geistern, die diesen Pflanzen innewohnen, eine sehr starke spirituelle Kraft bei.

Durch Schriftsteller wie Carlos Castaneda ist der Gebrauch von Peyote zeitweilig zu einer Modeerscheinung geworden. Viele Menschen nehmen diese Pflanzen oftmals ohne einen spirituellen Lehrer, und sie sind sich deren enormer Kraft nicht genügend bewusst. Der Gebrauch psychoaktiver Drogen sollte niemals aus purer Neugier erfolgen!

Seien Sie auch bei selbst ernannten spirituellen Meistern, die solche Rituale anbieten, äußerst vorsichtig!

Und denken Sie daran: Die Einnahme psychoaktiver Pflanzen ist illegal!

Generell sollte man bei allen indianischen Ritualen und Zeremonien bedenken, dass sich die Indianer der Kraft der Pflanzen bewusst sind. Sie kennen die Geister der Natur sowie deren Ahnen und wissen, wie mit ihnen umzugehen ist.

Der Mensch ist sein eigener Drogenproduzent; er muss nur wieder lernen, wie er bedarfs- und wunschgerecht seine körpereigenen Drogen stimulieren kann. (Jürgen Zehetbauer)

Hier führt eine alte Schamanin eine Heilungszeremonie für ein krankes Kind durch. Sie benutzt eine Trommel, die rhythmisch geschlagen wird, um mit den Geistern Kontakt aufzunehmen.

*Mein Freund, sie
werden wiederkehren.
Überall auf der Erde,
Kehren sie wieder.
Uralte Lieder der Erde,
Uralte Lieder der Erde,
Sie kehren wieder.
(Crazy Horse)*

Zum weiteren Verständnis

Realität und Wirklichkeit

Für Indianer ist die Vorstellung, dass es in unserer Welt Geistwesen gibt, völlig normal. In dieser Weltsicht unterscheiden sie sich sehr stark von uns. Für sie ist das Universum voll mit Geistern, Ahnen und anderen Wesenheiten, die darin ebenso ihren festen Platz haben wie wir.

Was für uns die Realität ist, stellt für den Schamanen lediglich eine Scheinwelt dar. Die Wirklichkeit, die »wahre Wirklichkeit«, wie er sie nennt, befindet sich seines Erachtens irgendwo ganz anders, jenseits der Milchstraße. Und dorthin gelangt er über die Einnahme von Ayahuasca und anderen psychoaktiven Pflanzen. In der Sprache der Indianer (Quechua) bedeutet Ayahuasca so viel wie Wein der Seele. Mit Hilfe dieses Weins reist er durch das Universum.

Der Schamane und das Tier

Bei vielen Stämmen gilt der Schamane auch als Mittler zwischen den Menschen und dem Herrn der Tiere. Die südamerikanischen Indianer stellen sich diesen Herrn als ein zwergenhaftes Wesen vor, das sich dem Jäger, der sich zu weit in den Wald hineingewagt hat, unerwartet und bedrohlich zeigt. Der Herr der Tiere wacht über alle Wesen im Wald und gibt darauf Acht, dass die Menschen sie nicht einfach willkürlich töten.

Der Schamane der Desano, einem Volk der Tukano-Indianer, hat beispielsweise die Aufgabe, den Kontakt zwischen dem Herrn der Tiere und den Dorfbewohnern herzustellen, wenn ein größerer Bedarf an Nahrung besteht. Dann werden Rituale vollzogen, und die Bewohner bitten den Herren der Tiere, ihnen Tiere für ihr Überleben zu überlassen.

Der Schamane besitzt nicht nur die Gabe, sich mit dem Herren der Tiere zu verständigen, sondern es herrscht auch die Vorstellung, dass er sich selbst in einen Jaguar verwandeln kann. Bereits in der Kultur der Chavin-Indianer war diese Art von Verwandlungsvorstellung verbreitet.

Dass sie schon eine sehr lange Tradition hat, beweisen rund 2500 Jahre alte Keramiken, auf denen der Schamane als Jaguar abgebildet ist.

Zum weiteren Verständnis

Die dunkle Seite des Schamanismus

Im Schamanismus spielt die grundsätzliche Polarität von Gut und Böse eine ganz wesentliche Rolle. So gibt es neben den guten auch immer böse Geister, die gnädig gestimmt werden wollen, damit sie dem Stamm und seinen Mitgliedern keinen Schaden zufügen.

Auch seine großen magischen Kräfte kann der Schamane zum Guten wie zum Bösen einsetzen. Vielfach werden Schamanen um Hilfe gebeten, wenn es um Verwünschungen geht, das bedeutet, wenn jemand einem anderen vorsätzlich Schaden zufügen will.

Beim so genannten Schadenszauber führt der Schamane im Sinn des Auftraggebers ein entsprechendes Verwünschungsritual durch: Er sendet magische Pfeile aus, die denjenigen, der verwünscht werden soll, treffen. Diese Praktiken sind in den großen Bereich der schwarzen Magie einzuordnen. Sie werden im Geheimen und Verborgenen vollzogen.

Umgekehrt ist der Schamane aber auch in der Lage, Menschen, die auf diese Weise mit einem Fluch oder einem Schadenszauber belegt wurden und deshalb krank sind, wieder davon zu befreien und diesen aufzuheben. Auf diese Weise können die Schamanen auch heilen.

Schamanismus ist keine Erfindung der Indianer. Er ist bei vielen Naturvölkern weit verbreitet. Der Schamane verfügt über große Kräfte, die er positiv, aber auch negativ einsetzen kann.

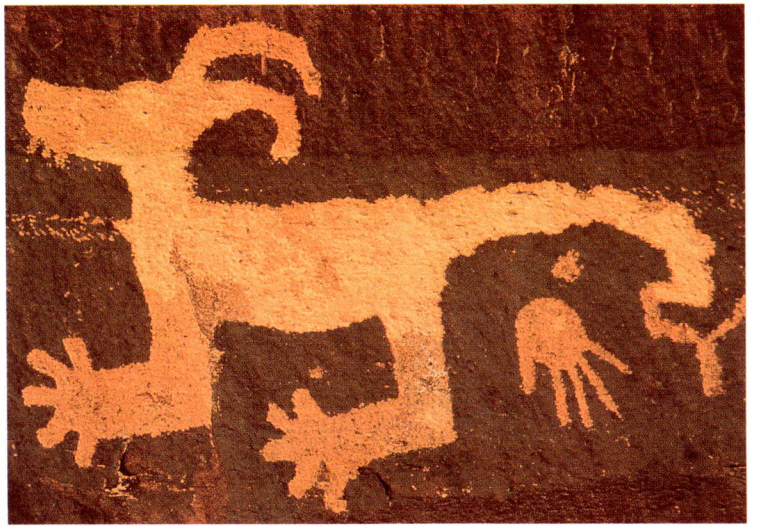

Abbildungen von Verwandlungsvorstellungen findet man nicht nur auf Keramiken oder als Skulpturen, sondern – wie hier – auch als Illustration.

Rasseln und Trommeln

Es gibt indianische Stämme, die auf die Einnahme von Drogen gänzlich verzichten. Um bewusstseinsverändernde Zustände hervorzurufen, setzen sie gezielt Rhythmus und Bewegung ein.

Die Trommel: Der konstante Schlag der Trommel, der während eines Rituals geschlagen wird, steht für den Puls der Erde, den Herzschlag des Universums. Nordamerikanische Indianer sagen, ihr Klang gleiche der Stimme wakan tankas, dem »großen Geheimnis« und Schöpfer der Welt. Auch für andere Naturvölker repräsentiert der Klang der Trommel den Herzschlag des Universums.

Bei vielen Naturvölkern spielen der Tanz und die Trommel zentrale Rollen. Wahrscheinlich handelt es sich hierbei sogar um die ältesten Techniken.

Der Trommelschlag verhilft dem Schamanen dazu, in eine andere Welt einzutreten. Durch dessen Monotonie verfällt er in Trance, um dann seinen Körper zu verlassen und auf die außerkörperliche Reise zu gehen. Während der Zeremonie, in deren Verlauf sich die Wahrnehmung des Schamanen verändert, empfindet er die Trommel nicht mehr als reines Schlaginstrument. Sie wird vielmehr zu einem seelenbeflügelten Vogel, zum Zauberpferd oder zum Zauberhirsch, auf dem der Schamane durch die verschiedenen Welten reitet.

Die Rassel: Dieses Instrument wird zur Nachahmung des Regens verwendet. Weil Regen etwas Reinigendes und Läuterndes hat, kann der Klang der Rassel auch Kranke reinigen. Natürlich wird sie auch in Regenzeremonien verwendet.

Während nordamerikanische Schamanen eine aus dem Panzer einer Schildkröte gemachte Rassel zusätzlich zur Trommel benutzen, verwenden südamerikanische Indianer nur die Rassel. Sie stellt für sie die Verbindung zwischen Himmel und Erde dar. Der Stab der Rassel symbolisiert den Weltenbaum, an dem entlang der Schamane in andere Welten reist. Der Hohlkörper repräsentiert den Kosmos, die Kerne im Inneren stehen für die Seelen der Ahnen und Geister.

Durch das kontinuierliche Schütteln der Rassel werden diese Geister aktiviert, und der Schamane kann auf diese Weise mit ihnen in Kontakt treten.

Der Tanz

Eine weitere, von vielen Naturvölkern auf der Welt eingesetzte bewusstseinsverändernde Technik ist der Tanz. Er wird meist mit Hilfe von Trommeln und Rasseln vollzogen. Häufig ziehen sich diese rituellen Tänze über viele Stunden, ja sogar Tage hin.

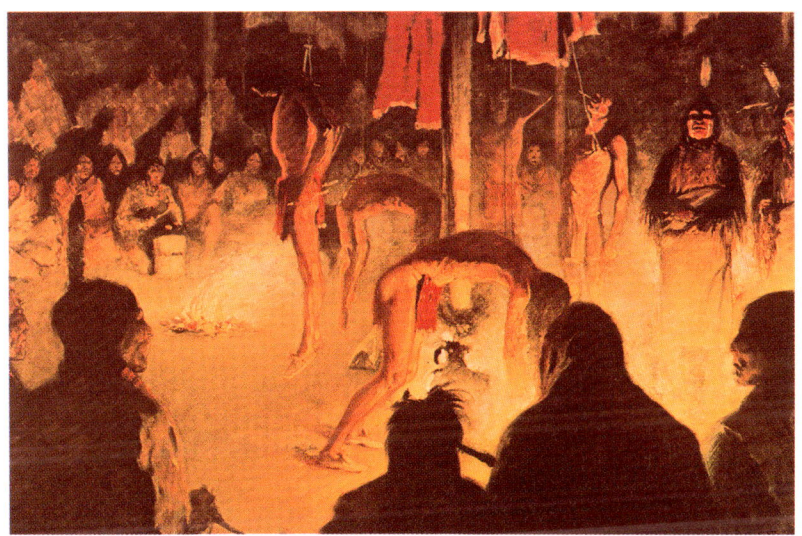

Der Sonnentanz der Sioux-Indianer

Ursprünglich handelte es sich dabei um einen Welterneuerungs- bzw. Fruchtbarkeitstanz. Früher wurde dieses Ritual, bei dem sich der Stamm versammelte, zehn Tage lang vollzogen und immer wieder von Schwitzhüttenzeremonien unterbrochen. Heute tanzen die Sonnentänzer vier Tage und vier Nächte lang, ohne zu essen und zu trinken. Die Sonne stellt – wie auch der Adler – den Kontakt zu wakan tanka dar. Der Name entstand vermutlich durch den während des Tanzes auf die Sonne gerichteten Blick. Vom Sioux-Häuptling Sitting Bull ist überliefert:
»Nun war der Sonnentanz an der Reihe, bei dem er in die Sonne blicken musste. Sitting Bull erhob sich von seinem Platz am heiligen Baum, stand zur Sonne gewandt und begann, auf den Zehen auf und nieder zu wippen, begann den rhythmischen Tanz, der den ganzen Tag lang andauerte. Und während er tanzte, betete er und schaute immer wieder mitten in die Sonne, die zum Zenit emporstieg und dann langsam im Westen zu sinken begann, bis sie schließlich im Abenddunst, der über den Bergkämmen der Big Horn Mountain hing, verschwand. Er fuhr fort, zu tanzen, ohne Nahrung oder Wasser zu sich zu nehmen, um seine Energien aufzufrischen, und er tanzte die ganze Nacht hindurch bis zum nächsten Morgen, tanzte sich in den Zustand einer totalen Erschöpfung hinein, der zum Höhepunkt des Rituals führen sollte. Dieser Augenblick kam schließlich um die Mittagszeit, als Sitting Bull zu taumeln begann und zu Boden sank.«

Nicht jeder, der an indianischen Heilweisen interessiert ist, muss bis zur totalen Erschöpfung tanzen, um sich oder Gott näher zu kommen. Tanzen ist einfach auch eine ausgezeichnete Möglichkeit, um sich zu erden. Der Kontakt zu Göttern und Geistern ist eine Sache, das Leben hier auf Erden aber eine ebenso wichtige Angelegenheit.

Heilende Pflanzen

Seit Jahrtausenden haben die Indianer umfassende Kenntnisse über die heilkräftigen Wirkungen von Pflanzen. Dieses Wissen ist tief verwurzelt, und es sind keineswegs nur die Heiler, die bei Beschwerden und Krankheiten die entsprechenden Pflanzen verabreichen können. Von Generation zu Generation wird dieser Erfahrungsschatz weitergegeben. Die Indianer bringen den Pflanzen Achtung entgegen – schließlich sind diese wie sie selbst Teil der Natur und des Kosmos – und setzen sie mit großer Umsicht ein. Auch Pflanzen werden als beseelte Wesen angesehen, und deren Heilkraft – so die Vorstellung vieler Schamanen und anderer Heiler – geht nicht von ihnen selbst aus, sondern von den ihnen innewohnenden Geistern.

Die Medizin Gottes

Gesundheit in einem umfassenden Sinn hat sehr viel mit der inneren Einstellung zu tun. Die Geisteshaltung der Indianer drückt sich in der Achtung und der Demut vor der Natur und vor dem eigenen Körper aus. Gute, abwechslungsreiche Ernährung spielt für sie eine ebenso bedeutende Rolle wie ausreichende Bewegung und regelmäßige physische und psychische Reinigung, zu der sie beispielsweise mittels Fasten und Schwitzhüttenzeremonien gelangen. Auch Entspannung sowie dem Alter und der Körperbefindlichkeit entsprechende Ruhezeiten sind Teil der indianischen Gesundheitsphilosophie.

Mit dem Bewusstsein, dass der Körper ein Geschenk des Großen Geistes ist, hüten die Indianer ihn wie einen Schatz und versuchen, gut mit ihm umzugehen.

Die Indianer wussten schon früh um die Qualität und die Kraft bestimmter Pflanzen. 1467 ließ Montezuma, der Herrscher der Azteken, erste Arzneipflanzengärten anlegen.

Pflanzen zur Vorbeugung und Heilung

Für die Gesunderhaltung des Körpers spielen Pflanzen eine große Rolle. Ihre zahlreichen Vitamine und Mineralstoffe schützen den Körper und tragen dazu bei, ihn vor Krankheiten zu bewahren. Und die heilkräftigen Inhaltsstoffe vieler Pflanzen helfen auf natürliche Art und Weise, den kranken Körper wieder gesunden zu lassen.

In den indianischen Kulturen sind Heilpflanzen zur Vorbeugung und Krankheitsbehandlung seit jeher von elementarer Bedeutung. An die Kraft der Heilpflanzen glaubend und fest darauf vertrauend, werden schon jahrtausendelang die verschiedensten Gewächse als Tees, Tinkturen und Pflanzenauflagen verabreicht.

Die Regenwaldapotheke

Besonders in Süd- und Mittelamerika gibt es eine enorme Vielzahl an Pflanzen. Allein in Ecuador kennt man mehr als 13 000 verschiedene Pflanzenarten – mehr als auf dem gesamten europäischen Kontinent. In Kolumbien sind es sogar rund 50 000.

Den südamerikanischen Regenwald nennen die Indianer die Apotheke Gottes. Er beherbergt zahlreiche Pflanzen, die gerade

Viele Heilpflanzen der Indianer werden auch von uns genutzt, ohne dass wir etwas von ihrer Herkunft ahnen.

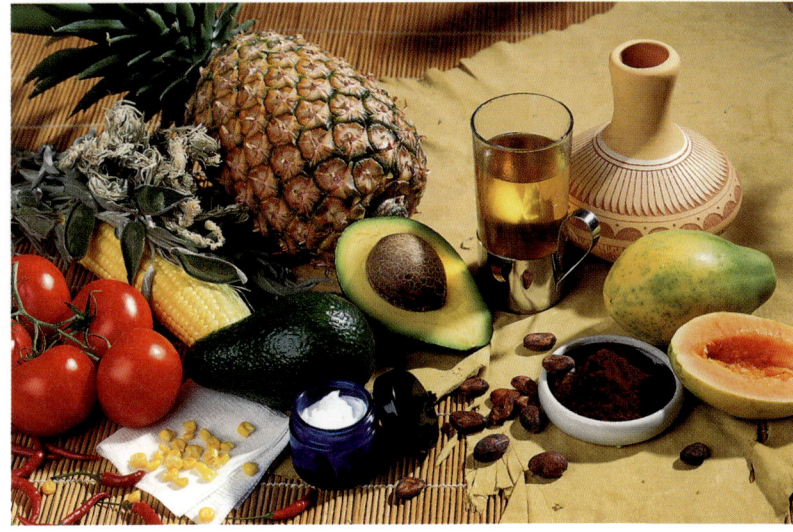

erst im Begriff sind, von Forschern entdeckt zu werden, und von denen sich bereits manche als sehr wertvoll im Kampf gegen AIDS und Krebserkrankungen erwiesen haben. Tragischerweise arbeitet der Mensch jedoch gegen die Natur. Durch das Abholzen vieler Regionen des Regenwalds gehen unzählige Pflanzen verloren, die medizinisch von unschätzbarem Wert sein könnten.

Das Wissen über Heilkräuter vererbt jede Familie weiter. In jeder indianischen Küche gibt es allerlei Kräuter, mit denen leichte Beschwerden schnell im Selbstverfahren geheilt werden können.

Erfahrungswissen

Ohne die chemische Zusammensetzung der einzelnen Pflanzen genau zu kennen, wussten und wissen Indianer, welche Pflanze in welcher Menge verabreicht werden muss, um ein bestimmtes Leiden zu mildern oder zu heilen.

Die Selbstbehandlung bei leichten Erkrankungen und Beschwerden ist für viele indianische Stämme eine Selbstverständlichkeit. Fast jede Familie hält einen Vorrat an unterschiedlichsten Heilkräutern bereit. Von Generation zu Generation wird das breit gefächerte Wissen in Bezug auf die Heilwirkung von Pflanzen und die ihnen innewohnenden Kräfte weitergegeben. In vielen Familien gibt es Kräuterkundige, die ihre großen Kenntnisse mit ihren Nachfahren teilen. Dabei lassen sie Sorgfalt und Liebe walten. Sie tun dies, um zu gewährleisten, dass das uralte Wissen nicht verloren geht. Darüber hinaus schaffen sie sich damit eine sehr weit gehende Unabhängigkeit. Bei einer Vielzahl von Erkrankungen können Indianer sich selbst behandeln und sind nicht auf fremde Hilfe angewiesen.

Der Geist der Pflanzen

Schamanen und andere Heiler schreiben die Heilwirkung einer Pflanze nicht ihr selbst zu, sondern gehen davon aus, dass die Heilkraft erst durch den Geist entfaltet wird, der der Pflanze innewohnt. Die Wirkung der Pflanze hängt auch von dem Ort ab, an dem sie wächst. Daher danken die Indianer den Pflanzen, bevor sie sie pflücken, dafür, dass sie ihr Leben lassen, damit die Menschen weiterleben können. Sie bringen ihnen auch ein kleines Tabakopfer dar, um die Balance des Gebens und Nehmens in Harmonie zu halten. Wenn es darum geht, die Ingredienzen für eine Salbe oder einen Tee zu bestimmen, setzen Schamanen sich nicht selten mit dem Geist der Pflanzen in Verbindung. Auf diese Weise erfahren sie, welche Pflanzen der Erkrankte braucht.

Kein Lebewesen muss grundlos für ein anderes sterben. Pflücken die Indianer eine Pflanze, um einem Menschen damit zu helfen, danken sie der Pflanze dafür und bringen ihr ein Opfer dar.

Welche heilkräftigen Pflanzen wir nutzen können

Von der großen Anzahl indianischer Heilpflanzen kennt man einige in unseren Breiten nicht. Viele aber sind seit der Entdeckung Amerikas im Lauf der Zeit zu uns gelangt und zum festen Bestandteil unserer Ernährung geworden, ohne dass wir uns ihrer Herkunft bewusst wären. Z.B. Tomaten, Mais, Avocado, Kakao, Chili, Paprika und Aloe vera sind uns schon lange geläufig. Dass diese Pflanzen in der indianischen Medizin eine wichtige Rolle spielen, halten wir uns dagegen selten vor Augen. Wir verwenden sie eher ungeachtet ihrer heilenden Wirkungen.

Die Indianer dagegen essen viele Obst- und Gemüsesorten nicht nur ihres guten Geschmacks, sondern gerade auch ihrer Heilwirkungen wegen. Auch in dieser Hinsicht sollten wir dem indianischen Vorbild folgen. Von den Indianern können wir lernen, dass Gesundheit durch den Magen geht und dass sie eine durchaus genussvolle Seite haben kann.

Pflanzen	Ursprung
Tomate	Azteken: »tomatl«
Schokolade	Azteken: »chocoatl«
Kakao	Azteken: »cacao«
Avocado	Azteken: »ahuacatl«
Mais	Aruak-Indianer: »maíz«
Ananas	Tupí-Indianer: »naná«
Mit den Pflanzen haben auch einige Bezeichnungen, die auf indianische Wurzeln zurückgehen, Eingang in unsere Kultur gefunden.	

Aloe vera

Im karibischen Raum wird die Aloe vera seit Jahrtausenden zu Heilzwecken verwendet. Dort gedeiht diese Heilpflanze in zahlreichen Varianten. Ursprünglich beheimatet ist sie sehr wahrscheinlich in Afrika. In Ägypten benutzte man Aloe vera und Myrrhe als Konservierungsmittel beim Einbalsamieren.

Wächst eine Aloe vera im Blumentopf, deuten die Indianer ihren Zustand so: Gedeiht und blüht sie, stehen gute Zeiten ins Haus. Geht sie aber ein, ist dies ein Vorzeichen für einen unabwendbaren Schicksalsschlag.

Verwendung

Innerlich: Peruanische Indianer verwenden den Saft, der beim Abschneiden der Blätter austritt, getrocknet als Abführmittel. Die Maya verabreichen den Saft ebenfalls bei Verstopfung, darüber hinaus aber auch bei Halskratzen und Husten.

Äußerlich: Bei Kopfschmerzen legt man in Peru angewärmte Stängelscheiben auf die Schläfen. Die Maya stellen mit dem Saft der Aloe vera eine Kompresse her, um stechende Kopfschmerzen zu behandeln. Der Schmerz kann, so die Vorstellung, durch das so genannte Sonnenmaß verursacht sein: Die Seele einer bestimmten Echse hat sich in der Stirnhöhle festgebissen, weil sie zu lange betrachtet wurde. Die Kompresse wird aufgelegt, um die Echsenseele wieder aus dem Kopf zu ziehen und den Betroffenen auf diese Weise von den Schmerzen zu befreien. Auch Kopfschmerzen anderer Ursache werden von den Maya mit dem Saft der Aloestängel behandelt.

In einigen Gebieten werden dem Kranken immer wieder erhitzte Aloeblätter unter die Füße gebunden, um Fieber zu senken.

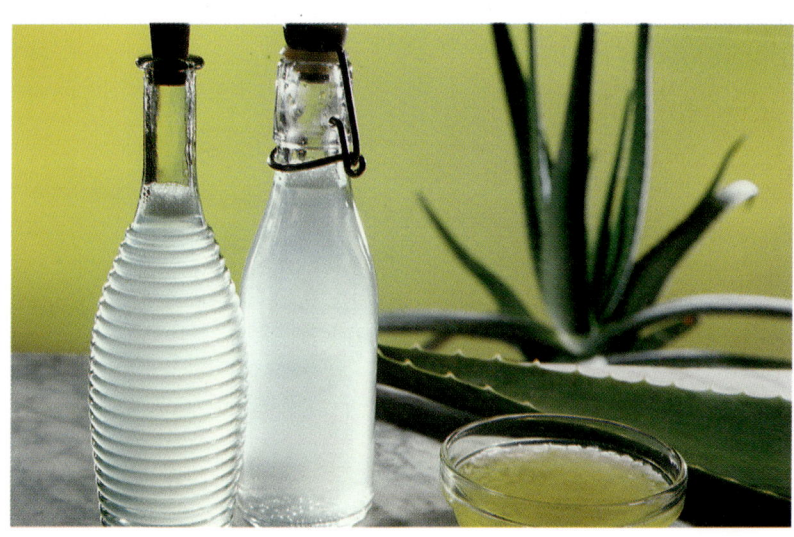

Durch das Zusammenspiel zahlreicher Wirkstoffe kann die Pflanze sowohl in der Medizin als auch in der Kosmetik hervorragend eingesetzt werden.

Eine weitere äußerliche Anwendung betrifft die Haut. In Form von Salben und Kompressen haben Indianer mit der Aloe vera gute Heilerfolge bei Verbrennungen, Geschwüren und Hautverletzungen erzielt. Diese beruhen auf der Eigenschaft der Aloe vera, die Bildung neuer Hautzellen zu beschleunigen und dadurch die Wundheilung zu unterstützen.

Nordamerikanische Indianer verwenden verdünnten Aloesaft zur Mundpflege. Bindehautentzündungen behandeln sie durch einen Medizinmann mit Aloeaugenspülungen.

Auch die Pharma- und Kosmetikindustrie macht sich die Aloe vera zunutze. Sie ist Bestandteil vieler Abführpräparate und wird auch Hautpflegeprodukten, Shampoos, Seifen und Zahncremes zugesetzt.

Magische Vorstellungen

Die Aloe vera zählt zu den Pflanzen, die von vielen mittel- und südamerikanischen Stämmen geehrt und geheiligt wird. Sie trägt deswegen auch den Beinamen »Sábila Sagrada«, die »Heilige Wissende«.

Der Aloe vera, so glaubt man, wohnt eine Göttin inne. Wenn man ihr genügend Gebete und Opfer darbringt, schützt sie die Menschen und segnet sie mit Reichtum und Gesundheit. Dass es sich bei der Aloe vera um eine besondere Pflanze handelt, wird aus ihrer Fähigkeit abgeleitet, lange Zeit ohne Wasser auszukommen. Die südamerikanischen Guajiro-Indianer sehen sie aus diesem Grund als heiliges Wesen an. Sie bleibt trotz Dürreperioden grün, was nach ihrer Auffassung auf die große Stärke dieses Wesens zurückzuführen ist. Die Kraft, den Lebensgeist in sich zu halten, sei es, die sich auf den Kranken übertrage und ihn wieder gesunden lasse.

In Peru glaubt man, dass die Aloe vera den bösen Blick und Verwünschungen abwehrt: Man hängt die Pflanze hinter der Tür verkehrt herum auf.

Die Kallawaya-Indianer in Bolivien haben für den gleichen Zweck folgendes Zeremoniell: Am Karfreitag begießt man eine Aloe vera mit Weihwasser und spricht dabei das Vaterunser. Dann bekommt sie den Namen einer hoch gestellten Person und wird mit Weihrauch bestreut. Zu Hause nagelt man die Pflanze hinter der Tür fest. Verliert sie dabei roten Saft, ist dies ein böses Zeichen. Sie muss entfernt und das Ritual mit einer neuen Pflanze wiederholt werden.

Da die Aloe vera in pharmakologischen Präparaten sehr abführend wirkt, sollten diese nicht über einen längeren Zeitraum eingenommen werden. Auch Schwangeren wird von einer innerlichen Anwendung abgeraten.

Ananas

Bei ihrer Eroberung Amerikas erlebten die Spanier etliche Überraschungen. In ihren Berichten kann man nachlesen, dass sie sehr verwundert darüber waren, wie kultiviert die Indianer lebten. Noch mehr erstaunte sie, welch köstliche Früchte die »Primitiven« aßen. Bei einer dieser Früchte handelte es sich um die Ananas, die von vielen Indianerstämmen in Brasilien, Peru und auch in Mexiko angebaut wurde. Die in tropischen Höhenlagen wachsende »nana«, so das indianische Wort für Ananas, zählt sicher zu den wohlschmeckendsten Früchten, die die Spanier dort kennen lernten.

In europäischen Labors wurde das »Wundermittel« Ananas genauer unter die Lupe genommen. Man fand heraus, dass die Frucht einen extrem hohen Gehalt an Bromelain, einem eiweißspaltenden Enzym, enthält. Bromelain hat eine ähnliche Wirkung wie das Enzym Papain der Papayafrucht. Es fördert den Abbau von toxischem (giftigem) und schwer verdaulichem Eiweiß und wird dadurch erfolgreich bei Abmagerungskuren verwendet. Bromelain hemmt darüber hinaus die Blutgerinnung und wirkt blutdrucksenkend.

Die Ananas mit ihrem hohen Enzymgehalt ist ein idealer Helfer im körpereigenen Eiweißhaushalt.

Verwendung

Die Indianer schätzten an der Ananas nicht nur ihren guten Geschmack, sondern erkannten auch schon sehr früh ihre heilende Wirkung.

Innerlich: Saft und Fruchtfleisch sind bei fast allen Stämmen als harntreibend und verdauungsfördernd bekannt. Darüber hinaus verwenden brasilianische Indianer den Saft unreifer Ananasfrüchte bei Bronchitis und Lungenkrankheiten. Andere Stämme bevorzugen die reifen Früchte ihrer wertvollen Inhaltsstoffe wegen und essen sie vorbeugend zur allgemeinen Gesunderhaltung. Im Gegensatz zu uns verzehren Indianer auch das Herzstück der Ananas, das nach ihrer Auffassung ebenfalls heilkräftige Wirkstoffe enthält.

Bei einigen Stämmen wird frisch gepresster Ananassaft getrunken, um Fieber zu senken, den Darmtrakt zu aktivieren oder Nierenschmerzen zu lindern. Wieder andere Indianer kombinieren die Ananas mit Salz und Chili. Diese Mischung soll sie vor Seekrankheit, Bandwürmern, Durchfall und Blähungen bewahren. In der Karibik wird die Ananas als Aphrodisiakum verwendet.

Ihre stimulierende Wirkung nutzen brasilianische und zentralamerikanische Indianer auf andere Weise. Sie kochen unreife Früchte ab und verwenden diese zusammen mit frischen Ananasblättern für Abtreibungen. In Südamerika wird die vielfältig wirksame Ananas auch bei Nervenschwäche, Traurigkeit, Gedächtnisschwund und sogar gegen Dummheit empfohlen.

Äußerlich: Ob die Frucht oder die Pflanzenteile der Ananas auch äußerlich erfolgreich zur Anwendung kommen, ist nicht bekannt.

Wer mit Hilfe der Ananas Gewicht verlieren möchte, verwendet am besten ganz frische Früchte. Schwangere Frauen sollten allerdings auf den übermäßigen Genuss von Ananas verzichten.

Rezepte

Tepache – mexikanischer Ananassaft

Zutaten *1 reife Ananas (1 kg)* • *500 g brauner Zucker* *3 Gewürznelken* • *1 kleine Stange Zimt* • *3,75 l Wasser*

1 Die Ananas gründlich waschen, den Schopf und den unteren Stiel abschneiden. Die Frucht mit Schale in kleine Stücke schneiden. Einige Stücke zum Garnieren beiseite stellen.

2 Die Ananasstücke mit dem Zucker und den Gewürzen in einen großen Krug geben und mit 2 Liter Wasser auffüllen.

3 Abgedeckt 2 Tage lang an einem warmen Ort aufbewahren.

4 Den Saft durch ein Sieb passieren und mit 1 weiteren Liter Wasser aufgießen und noch 1 Tag stehen lassen.

5 Das Ganze noch einmal durch ein Sieb passieren und mit dem übrigen Wasser auffüllen.

6 Jedes Glas mit 1 Ananasstück garnieren und gekühlt mit Eiswürfeln servieren.

Dieses fruchtige Mixgetränk erfrischt besonders an heißen Sommertagen.

Mexikanischer Obstsalat

Zutaten *1 Ananas* • *750 g gemischtes Obst der Saison* • *100 g süße Sahne* • *100 g Crème fraîche* • *etwas frisch geriebener Ingwer* *1–2 TL Honig* • *1/4 TL Vanille (frisch aus der Schote gekratzt)* *1 EL Rum*

1 Das Obst waschen und gegebenenfalls schälen, nach Belieben klein schneiden und in Portionsgläser füllen.

2 Sahne, Crème fraîche, Ingwer, Honig, Vanille und Rum zu einer Sauce verrühren und über das Obst geben.

3 Den Obstsalat etwas durchziehen lassen und mit einigen Früchten garniert servieren.

Avocado

Die Avocado zählt zu den Früchten, die den Menschen schon vor Jahrtausenden Gaumenfreuden bereiteten. Bereits vor etwa 7800 Jahren wurde der immergrüne, bis zu 20 Meter hohe Avocadobaum in Mexiko kultiviert. Sein Name geht auf das aztekische Wort »ahuacatl« zurück, das so viel bedeutet wie »Die viel Wasser in sich hat«.

Die Früchte haben die Form einer Birne und können bis zu 25 Zentimeter lang werden. Dass die Frucht nicht nur sehr gut schmeckt, sondern dass sich einzelne Pflanzenteile auch für medizinische sowie kosmetische Zwecke anbieten, entdeckten die Mexikaner schon sehr früh. Außer von den Azteken wurde die Avocado, die »Butter des Waldes«, auch von den Maya kultiviert.

Wer Avocados regelmäßig isst, tut auch seiner Haut etwas Gutes. Das Vitamin E, das in der Frucht steckt, wirkt sich positiv auf das Bindegewebe aus.

Verwendung

Innerlich: Einige Indianerstämme setzten und setzen die Avocado als Mittel gegen Durchfall ein. Die grüne Frucht fördert die Verdauung, und bei übersäuertem Magen wirkt sie lindernd.

Die Verwendung von Avocadoblättern bei Husten geht auf die Maya zurück. Die Blätter werden gekocht und dem Kranken mit Zucker gemischt verabreicht.

Einen besonderen Stellenwert nimmt die Avocado bei den Chinanteken, einem Volk im mexikanischen Bundesstaat Oaxaca, ein. So wie die Südinder die ganze Kokospalme verwenden, nutzen sie quasi den ganzen Avocadobaum. Die Rinde des Baums wird gekocht und zum Schutz vor Fehlgeburten oder bei Menstruationsbeschwerden getrunken.

Das Fruchtfleisch der Avocado wird natürlich auch, einfach weil es so gut schmeckt, gegessen.

Äußerlich: Die Azteken verwendeten das Öl der Avocado zu kosmetischen Zwecken. Die vitamin- und mineralstoffreiche Frucht wurde damals als Haar- und Hautmittel verwendet. Masken zur Entspannung und Verschönerung sind nämlich keineswegs ein Produkt unserer Zeit. Schon vor Jahrtausenden erfrischten indianische Frauen ihre Haut mit einer belebenden Gesichtsmaske aus Avocadocreme, bevor sie ihren Geliebten im Mondlicht trafen.

Auch die äußerliche Anwendung zu Heilzwecken ist bekannt. Bei Husten bindet man dem Kranken erwärmte Avocadoblätter unter die Füße – so oft, bis sich eine Besserung einstellt.

Die Chinanteken bereiten aus den frischen Blättern Pflanzenpflaster, die sie auf Wunden legen. Besonders Entzündungen, Verstauchungen und Abschürfungen lassen sich auf diese Weise gut behandeln.

Magische Vorstellungen

Bei den Chinanteken tragen Männer ebenso wie Frauen die Zweigenden des Avocadobaums als Amulett um den Hals. Von ihm erhofft man sich die Stärkung der Fruchtbarkeit.

Rezepte

Avocadobutter

Zutaten 1 Avocado • 125 g Butter • 2 Knoblauchzehen • 1 EL Hot Taco Sauce (in gut sortierten Lebensmittelläden erhältlich) • 2 EL Zitronensaft • Salz, Pfeffer

1 Die Avocado der Länge nach halbieren, den Stein entfernen und das Fruchtfleisch mit einem Löffel herauslösen.

2 Das Fruchtfleisch mit der Butter in eine Schüssel geben und pürieren.

3 Die abgezogenen und dann gepressten Knoblauchzehen, die Hot Taco Sauce und den Zitronensaft untermischen. Mit Salz und Pfeffer abschmecken.

Schmeckt köstlich auf warmem Baguette. Die Avocadobutter hält sich einige Tage im Kühlschrank.

Guacamole – Avocadodip

Zutaten 2 große Avocados • 1 kleine Zwiebel • 1 rote Chilischote 2 kleine Tomaten • 2 EL Zitronensaft • Salz, Pfeffer

1 Das Fruchtfleisch der Avocados herauslösen und pürieren. Die Zwiebel abziehen, fein hacken und darunter rühren.

2 Die Chili in kleine Stückchen schneiden, die Tomaten mit heißem Wasser überbrühen, enthäuten und ebenfalls klein schneiden.

3 Chili- und Tomatenstückchen zusammen mit dem Zitronensaft unter das Avocadomus mischen.

4 Den Dip mit Salz und Pfeffer abschmecken.

Dazu reicht man südamerikanische Tacos oder Nachos (in gut sortierten Lebensmittelläden erhältlich).

Beide Rezepte sind nicht unbedingt rein indianisch zu nennen, sie kommen auch aus der mexikanischen Küche.

Die Avocado ist auch eine schöne und sehr pflegeleichte Zimmerpflanze: Legen Sie einen Avocadokern in Wasser, das Sie gelegentlich wechseln. Nach einigen Wochen wächst ein schöner Trieb daraus. Pflanzen Sie den Kern in einen kleinen Topf, und stellen Sie ihn an einen sonnigen Platz. Mit etwas Glück sprießt die Pflanze bald bis zur Zimmerdecke.

Chili

Schon die Maya, Tolteken und Azteken liebten die scharfe, aromatische Chilischote. Sie verleiht dem Essen eine gute Schärfe, hat aber auch medizinische Qualitäten. Vielen süd- und mittelamerikanischen Indianern dient die Schote auch als wirkungsvolles Heilmittel.

Es gibt zahlreiche Chiliarten, allein in Mexiko kennt man mehr als 70 verschiedene. Etwa ein Drittel der genießbaren Chilis sind relativ mild. Eine andere Bezeichnung für gemahlene Chilischoten ist Cayennepfeffer.

Über einen längeren Zeitraum sollten die Salben und Pflaster aus Chili jedoch nicht angewendet werden, da es zu Hautreizungen kommen kann.

Verwendung

Innerlich: Die feuerrote Chili wirkt anregend auf Magen, Darm und Harnblase. Sie fördert sanft die Verdauung und wird somit gegen Verstopfung und Stuhlträgheit verabreicht. Indianer geben Kindern, die unter Blähungen leiden, regelmäßig mehrere milde Schoten ins Essen. Dadurch lassen sich die Schmerzen in der Regel lindern.

Ein Tonikum aus den Wurzeln der Chilipflanze lindert Bauchschmerzen und wird bei schmerzhaften Koliken verordnet. Aber auch bei Halserkrankungen hat Chili Heilerfolge zu verzeichnen. Bei Asthma beispielsweise verabreicht man einen Tee aus Chiliblättern. Auch bei anderen Beschwerden im Bereich von Hals und Bronchien scheint Chili heilsam zu wirken. Die Azteken, die der Chili ihren Namen gaben, verwendeten sie in erster Linie bei Erkrankungen des Rachenraums.

Die südamerikanischen Mapuche glauben sogar, dass Chili bei Schwerhörigkeit und vorbeugend gegen Taubheit hilft. Sie geben daher ihren Stammesmitgliedern regelmäßig ein Getränk aus Chilischoten und scheinen sie dadurch vor Taubheit und Hörproblemen bewahren zu können.

Äußerlich: Einen Sud aus zerstoßenen Chiliblättern und etwas Rizinusöl gaben die Azteken auf Wunden, um den Heilungsprozess zu unterstützen.

Die Chili enthält den Scharfstoff Kapsaizin sowie weitere Kapsaizinoide. Äußerlich angewandt sorgen diese Scharfstoffe dafür, dass die Nervenenden angeregt werden, was zu einem Wärmegefühl führt. Chilis werden deshalb für Wärmepflaster und -salben verwendet. Am bekanntesten ist uns das ABC-Pflaster gegen Rückenschmerzen und Hexenschuss.

Rezepte

Schweinebraten nach Art der Navajo

Zutaten *3 EL Schweineschmalz • 2 Zwiebeln • 2 Knoblauchzehen*
2 getrocknete Wacholderbeeren • 1/2 TL Koriander • 1 Lorbeerblatt
2 große Tomaten • 150 ml Wasser • 100 ml Apfelessig • 75 ml Blüten-
honig • 1 EL gemahlene Chilischoten • 1 kleine, getrocknete, scharfe
Chilischote, fein gehackt und zerrieben • 2 milde rote Chilischoten
1 TL Jodsalz • 20 g Bitterschokolade • 2 kg Schweinskarree

1 Das Schweineschmalz in einen großen Topf geben und erhitzen. Die Zwiebeln abziehen, klein schneiden, dazugeben und unter ständigem Rühren dünsten. Die Knoblauchzehen abziehen, fein hacken und mit den Wacholderbeeren, dem Koriander und dem Lorbeerblatt hinzufügen, und alles bei mittlerer Hitze etwa 5 Minuten lang weiter dünsten.

2 Die Tomaten klein schneiden und zusammen mit dem Wasser, dem Essig und dem Honig dazugeben. Weitere 5 Minuten lang dünsten. Chilis und Salz hinzufügen, und zugedeckt bei schwacher Hitze 1/2 Stunde leise kochen lassen.

3 Die Schokolade raspeln, unterrühren und alles zusammen noch einmal 20 Minuten lang leise kochen lassen, bis die Flüssigkeit eindickt.

4 Den Backofen auf 180 °C vorheizen. Während der Ofen heiß wird, das Fleisch in einer Pfanne kurz und scharf anbraten. Mit der Fettseite nach oben in einen Bräter geben und 2 bis 2 1/2 Stunden im Backofen garen. Währenddessen den Braten gelegentlich mit der Sauce begießen.

5 Den Braten aufschneiden und mit der Sauce begossen servieren. Dazu passen Pellkartoffeln und grüner Salat.

Die Schärfe der Chili ist durchaus gesund. Chili trägt sogar dazu bei, das Risiko von Blutgefäßerkrankungen zu minimieren.

Chilikrapfen

Zutaten *60 g milde, frische, grüne Chilischoten • 1 Zwiebel*
80 g Mehl • 75 ml Wasser • 1 Ei • 1/4 TL Backpulver • Öl

1 Die Chilischoten rösten, enthäuten, die Kerne entfernen und zerkleinern. Die Zwiebel abziehen und sehr fein hacken.

2 Das Mehl in eine Schüssel geben und das Wasser einrühren.

3 Ei, Backpulver, Chilis und Zwiebel dazugeben und gut miteinander mischen.

4 In einem Topf reichlich Öl erhitzen, den Teig esslöffelweise ins heiße Fett geben und goldbraun ausbacken.

5 Auf Küchenpapier abtropfen lassen und gleich servieren.

Coca

Die Cocapflanze blickt auf eine fast 5000 Jahre alte Tradition zurück. Als eine der ältesten Kulturpflanzen der Neuen Welt spielt sie in allen Bereichen der südamerikanischen Kultur eine wesentliche Rolle: bei sämtlichen religiösen, magischen und sozialen Riten sowie bei medizinischen Behandlungen. Archäologische Funde bestätigen die Bedeutung der Coca immer wieder. 5000 Jahre alte Behälter mit pulverisiertem Kalk wurden in Ecuador gefunden. Dabei handelt es sich um die gleichen Behälter, wie sie auch noch von heutigen Cocakauern verwendet werden, wenn diese eine Mischung aus Cocablättern und pulverisiertem Kalk zu sich nehmen. Gleichgültig, ob man Grabbeigaben aus dem Jahre 2500 v. Chr. oder Wochenmärkte im heutigen Peru betrachtet. Mama Coca, der Geist der dieser Pflanze innewohnt, ist allgegenwärtig.

Das, was die Cocapflanze so begehrt macht, sei es von den bolivianischen Cocabauern, den so genannten Coqueros, oder aber von Drogenabhängigen auf der ganzen Welt, ist das Alkaloid Kokain, das in den Blättern des Cocastrauchs enthalten ist. Ähnlich wie beim Wein hängt die Güte und der Kokaininhalt der Pflanze vom Anbaugebiet ab.

Südamerikanische Indianer kauen Cocablätter meist mit Kalk oder Asche vermischt. Die Blätter wirken anregend und stillen Hunger und Durst.

Verwendung

Das Alkaloid Kokain wirkt euphorisierend und sinnlich stimulierend. Die Indios Perus und Boliviens sprechen nicht ganz so nüchtern über die Wirkung und empfinden den Cocakonsum »als Trost für den Schmerz des Lebens«. Es sorgt für eine gesteigerte Gehirnfunktion und für ein erhöhtes Wohlempfinden. Die Einnahme großer Mengen kann zu Halluzinationen führen.

Die Cocablätter erzielen ihre Wirkung allerdings nur, wenn sie zusammen mit alkalischer Pflanzenasche oder gelöschtem Kalk gekaut werden. Der Kalk stammt aus fein zerriebenen Schneckenschalen und Pflanzenasche. Die Indianer der Hochanden Perus und Boliviens schätzen die Coca neben Blutzuckerregulation und Stimulanz auch als wichtigen Nahrungsersatz. Und Mama Coca schützt nicht nur vor Durst, Kältegefühlen und Müdigkeit, sondern durch die Betäubung der Magenschleimhäute wird außerdem noch das Hungergefühl unterdrückt.

Bis zum heutigen Tag begegnen die Andenindianer Mama Coca mit dem größten Respekt. Über die Jahrhunderte hat sich Coca als Medikament bewährt und gilt als Panazee, einem der wichtigsten Volksheilmittel. Es gibt wohl kaum ein Medikament, das so weit verbreitet ist und dessen Wirksamkeit von südamerikanischen traditionellen Heilern der verschiedensten Stämme immer wieder bestätigt wird.

Es ist populär und hat bei vielen südamerikanischen Ethnien den gleichen Stellenwert wie bei uns das Aspirin. In Südamerika findet die Cocapflanze folgende Anwendung:

Innerlich: Bei Hunger, Durst, Ermüdung und Höhenkrankheiten überwinden Indianer diese Erscheinungen durch das Kauen frischer Cocablätter. Erkältungen, Verdauungsstörungen, Blähungen, Koliken und Magenschmerzen werden mit Cocatee behandelt. Um Halsschmerzen entgegenzuwirken, gurgelt der Patient eine Mischung aus Coca, Zitrone oder Salbei. Bei kleinen Wehwehchen kauen Indianer ein Gemisch aus Cocablättern und Quinoaasche. Als Narkotikum wird ein Gemisch aus Stechapfel, Tabak- und Cocablättern gekaut. Bei Koliken verabreicht man Erwachsenen einen Tee aus frischen Cocablättern, Kindern warme Milch mit eingetunkten Cocablättern. Bei Fieber, Husten, Halskratzen, Kopfschmerzen und Durchfall trinkt man einen Tee aus Cocablättten und braunem Zucker.

Äußerlich: Der schmerzlindernden Wirkung wegen wird Coca äußerlich (als Umschlag) auf schmerzende Stellen, Verstauchungen oder Schwellungen aufgelegt. Schwangere Frauen massiert man mit einer Cocaabkochung Arme und Beine und verabreicht Coca in Maisbier mit Lamafett, wenn Wehen einsetzen. Nach der Geburt wäscht man Hände und Füße mit einer Mischung aus Coca, Likör und Rosmarinblättern und kaut Coca. Bei Nasenbluten reibt man gedünstete Cocablätter in die Nasenlöcher. Hämorrhoidalbeschwerden werden ebenfalls mit gedünsteten Cocablättern behandelt. Dabei legt man die Blätter auf die schmerzende Stelle.

Die Kallawaya-Indianer, die in den Hochanden Boliviens beheimatet sind, wenden Coca – in der medizinischen Anwendung – primär äußerlich, nicht aber in Form von Tees oder Pasten an. Bei Verbrennungen wird ein Umschlag von Cocablättern auf die betroffene Stelle gelegt. Bei Kopfschmerzen werden leicht zerkaute Cokablätter auf die Schläfen gelegt. Müde, geschwollene Füße werden mit einer Cocaabkochung gewaschen. Bei Magen-Darm-Störungen legt man einen Coca-Salz-Umschlag auf den schmerzenden Unterleib.

Coca ist ein wahres Allheilmittel und daher natürlich sehr bekannt. Cocablätter, Cocatee, Cocaabkochungen und Cocaumschläge – bei fast jeder Krankheit, von der einfachen Erkältung bis hin zu Hämorrhoidalleiden, ist diese Pflanze einsetzbar.

Kakao

Den alten Azteken schien Kakao so gut zu schmecken, dass sie ihn als die Speise der Götter bezeichneten. Ein italienischer Historiker, der Südamerika im Jahr 1522 bereiste, schrieb Folgendes: »Es gibt ein Zahlungsmittel (...) die Eingeborenen nennen es ›Cacaos‹. Deren doppelter Vorteil besteht darin: Sie (die Bohnen) dienen als Getränk und lassen sich für ein Getränk verwenden (...) Man wirft eine bestimmte Menge dieses Pulvers in Wasser, rührt eine Zeitlang um und erhält einen königlichen Trank.« Eine Feststellung, die zumindest von allen Kindern, egal ob indianischer oder deutscher Abstammung, bestätigt wird!

Kakao ist nicht nur ein köstliches, sondern gleichzeitig ein heilendes Getränk. Wunden heilen schneller, Gallensteinen wird vorgebeugt und selbst Lungenerkrankungen können mit dem süßen Getränk behandelt werden. Ein wahres, schmackhaftes Wundermittel.

Verwendung

Aztekische Ärzte verwendeten Kakao in erster Linie zur Wundheilung und als harntreibendes Mittel. Aber auch die aphrodisierende Wirkung der Kakaobohne war den Azteken nicht unbekannt. Von dem Atzekenherrscher Montezuma heißt es, dass er, bevor er den kaiserlichen Harem betrat, ein Kakaogetränk in einem goldenen Becher zu sich nahm.

Im Hochland Mexikos war Kakao wegen seinem Geschmack und seiner Heilkraft eine begehrte Handelsware und wurde sogar als Zahlungsmittel eingesetzt.

Die Azteken kannten keinen süßen Kakao. Sie tranken ihn salzig und scharf. Erst spanische Nonnen erfanden den süßlichen Kakaotrunk in ihrem Kloster im mexikanischen Chiapas. Sie mischten geröstete Kakaobohnen zusammen mit zerstampften Vanilleschoten und Rohrzucker und versuchten, sich ihr Klosterleben damit ein wenig zu versüßen.

Innerlich: Im mexikanischen Staat Tabasco wird Kakao von den Indianern als Mittel gegen Masern und Durchfall verwendet. Man trinkt ihn zur Stärkung auch während der Geburt.

Kolumbianische Indianer bereiten einen Tee aus den Blättern der Kakaopflanze zu und trinken ihn als Herztonikum und harntreibendes Mittel.

Heutzutage wird Kakao in erster Linie als Erfrischungsgetränk verwendet.

Das in unserem Handel erhältliche Kakaopulver ist medizinisch nicht verwendbar. Durch die Behandlung sind viele wichtige Wirkstoffe verloren gegangen. In Peru hat die Verwendung von Kakao in der Volksmedizin seinen festen Platz. Ein Rindentee wird in Lima, der Hauptstadt des Landes, bei Keuchhusten verwendet. Ein Tee aus Oregano und Kakao wird als schweißtreibendes Mittel eingesetzt.

Die Kakaobutter wird heute im Vergleich zu früheren Zeiten nur noch selten verwendet. Sie dient bei der Herstellung von Zäpfchen als Salbengrundlage. Ihr Schmelzpunkt liegt bei 32 bis 35 °C und schmilzt nicht bei Zimmertemperatur, aber im menschlichen Körper. Kakao enthält Theobromin und hat eine harntreibende Wirkung. Nach neuesten Erkenntnissen soll ein Stück Schokolade oder ein Glas Kakao eine vorbeugende Wirkung gegen Gallensteine haben. Wie alles ist auch hier das richtige Maß heilend! In seltenen Fällen kann bei empfindlichen Menschen nach dem Genuss von Schokolade oder Kakao Migräne auftreten. Wenn man bei uns eine medizinische Behandlung mit Kakao vornehmen möchte, dann ist dies nur mit fertigen so genannten Kakaohüllentees, die in der Apotheke erhältlich sind, machbar.

Als Allheilmittel für Groß und Klein ist der süße Geschmack von Kakao und Schokolade auf der ganzen Welt beliebt. Er gilt nicht nur als medizinisches Heilmittel, sondern auch als köstliches Trostpflaster für gebrochene Herzen, traurige Situationen und wehmütige Momente.

Äußerlich: Im mexikanischen Tiefland, im Staat Tabasco, behandeln die Indianer mit Kakao Hauttrockenheit, Schuppenflechte, Entzündungen und Brandwunden sowie Tierbisse. Amazonasindianer aus Brasilien verwenden Kakaobutter bei der Behandlung von Hämorrhoidalleiden und Wunden an Brustwarzen und Lippen.

Venezuelanische Stämme benutzen dafür das Samenöl der Kakaopflanze. Sie reiben damit auch wunde Geschlechtsorgane ein und behandeln ebenso Scheiden- und Enddarmreizungen. Eine besondere Behandlung bekommen peruanische Indianer bei Lungenerkrankung. Ihnen klebt man ein Pflaster mit Schokolade, Fett, Eigelb und Schwefel auf den Rücken.

Rezept

Schokoladentorte nach mexikanischer Art

Zutaten Teig 35 g Kakao • 150 g Mehl • 150 g zimmerwarme Butter • 150 g brauner Zucker • 1 TL Vanillemark • 1 TL gemahlener Zimt

Immer wieder rufen sich die Indianer die heilende Wirkung der Pflanzen ins Gedächtnis, und immer wieder danken sie ihnen dafür, dass sie den Menschen ihr Leben schenken. Sie achten darauf, sich mit Opferritualen und Gebeten bei Mutter Erde für alle ihre Gaben zu bedanken. Durch diese Bewusstmachung leben die Indianer nicht nur in intensivem Kontakt mit der Natur, sondern haben auch eine andere Beziehung zu ihrem Körper. Sie achten ihn und bemerken ihn nicht erst, wenn es zu spät ist.

Zutaten Füllung 300 g halbbittere Schokolade • 300 ml Sahne Puderzucker zum Bestäuben

1 Kakao und Mehl sieben.

2 Butter und Zucker in eine Schüssel geben und mit dem Mixer schaumig schlagen. Vanille und Zimt untermischen und Kakao und Mehl unterrühren. Alles zu einer Kugel formen. Wenn der Teig zu weich ist, 30 Minuten lang in den Kühlschrank stellen.

3 Die Teigkugel auf ein Stück Frischhaltefolie legen und mit einem zweiten Stück Folie bedecken.

Versüßen Sie sich selbst einmal den Tag mit einem »göttlichen« Rezept!

4 Die Kugel auf 30 Zentimeter Durchmesser und 3 Millimeter Stärke ausrollen.

5 Die obere Folie abziehen und umgekehrt in eine Kuchenform mit herausnehmbarem Boden geben, so dass Sie die untere Folie ohne weiteres abziehen können.

6 Den Teig an den Boden und den Rand der Form drücken und anschließend 30 Minuten lang in den Kühlschrank stellen.

7 Den Ofen auf 190 °C vorheizen. Den Teig mit der Gabel mehrmals einstechen und 15 Minuten lang bei 180 °C backen. Herausnehmen und abkühlen lassen.

8 Die Schokolade klein raspeln. Die Sahne in einem Topf zum Kochen bringen und sofort von der Herdplatte nehmen. Die Schokolade unterrühren, bis eine glatte Masse entsteht; diese dann auf dem Teigboden verteilen.

9 Den Kuchen für mindestens 3 Stunden in den Kühlschrank stellen, damit er abkühlen kann. Danach den Puderzucker über den Kuchen sieben.

Kürbisse gibt es in verschiedenen Sorten. Nicht nur das Kürbisfleisch, auch das Öl und die Kerne sind sehr gesund und wertvoll für den menschlichen Organismus.

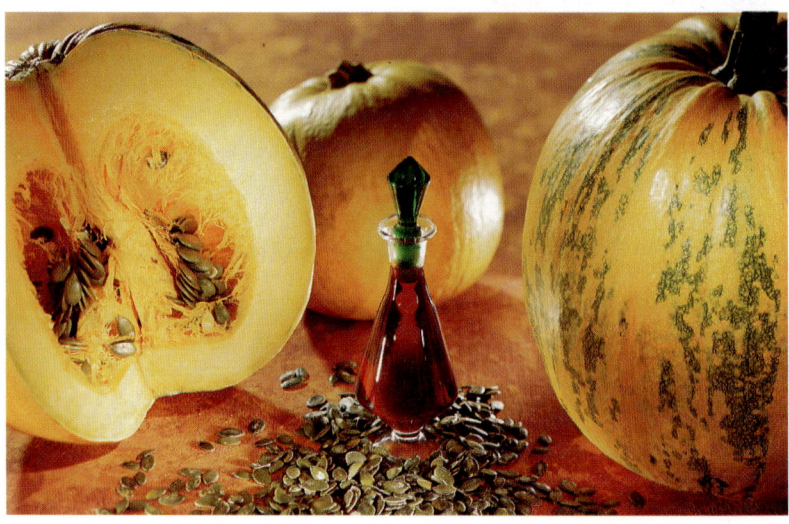

Kürbis

Der Kürbis zählt zu den ältesten indianischen Nutzpflanzen. Die Früchte der kriechend wachsenden oder kletternden, gelb blühenden Pflanzen werden von den Indianern sehr vielfältig verwendet und sind fester Bestandteil des Speiseplans. Aus dem Fruchtfleisch bereitet man delikate Speisen, deren Rezept von der Kürbissuppe über Aufläufe bis hin zu Kuchen und raffinierten Brotsorten reichen.

Wie Mais, Tabak und Peyote wird auch der Kürbis als heilige Pflanze angesehen. Heiler in Süd- und Mittelamerika wissen um die medizinischen Wirkkräfte des Kürbisses.

Verwendung

Innerlich: Kürbiskerne finden als Aphrodisiakum Verwendung. Des Weiteren werden sie von vielen Stämmen auch ihrer harntreibenden Wirkung wegen geschätzt. Getrocknete Kürbiskerne helfen bei Nierenleiden. Rohen Kürbiskernen und auch dem Fruchtfleisch des Kürbisses werden positive Wirkungen bei Heuschnupfen nachgesagt. Des Weiteren empfehlen Medizinleute Kürbiskerne auch bei nervlicher Anspannung.

Äußerlich: Es gibt einige Stämme, die die großflächigen Blätter der Kürbispflanze als Mittel gegen Verstauchungen und Verrenkungen verwenden. Dafür werden die Blätter erhitzt und auf die zu behandelnde Stelle gelegt.

Magische Vorstellungen

Ein Grund, warum für viele indianische Stämme der Kürbis ein wichtiges Nahrungsmittel ist, liegt darin, dass die Indianer glauben, sie nähmen etwas von der Kraft der heiligen Pflanze in sich auf, wenn sie diese essen.

Eine Maske aus ausgehöhltem Kürbis soll Dämonen verjagen. Dieser Brauch zeigt sich auch heute noch bei Halloween.

Rezepte

Indianische Kürbissuppe

Zutaten 1 kleiner Kürbis • 1 kleine Zwiebel • 3 EL Erdnussöl Salz • frisch gemahlener Pfeffer • frisch gemahlener Piment 2 EL Ahornsirup • 800 ml Hühnerbrühe • geröstete Kürbis- und Sonnenblumenkerne • 1 EL Sahne • klein gehackte Petersilie

Kürbiskerne – ein gesunder Snack für zwischendurch. Sie enthalten alle Spurenelemente (außer Mangan und Selen), viele Vitamine und eine hohe Konzentration an bioaktiven Phosphaten, die zur Gewinnung der Zell- und Körperenergie benötigt werden.

1 Den Backofen auf 180 °C vorheizen. Den Kürbis in eine Form legen und etwa 1 Stunde lang backen, bis er sich mühelos einstechen lässt. Aus dem Ofen nehmen und auf Zimmertemperatur abkühlen lassen.

2 Einen flachen Deckel abschneiden und die Kerne herausschälen. Das Fleisch auslösen und zusammen mit der abgezogenen Zwiebel pürieren.

3 Die Kerne von den Fasern befreien, mit Erdnussöl, Salz und Pfeffer nach Geschmack würzen und auf ein Blech legen. Im Backofen 15 Minuten lang backen, bis sie knusprig aussehen. Für die Garnierung beiseite stellen.

4 Das pürierte Kürbisfleisch in einem Topf erhitzen und mit Salz, Pfeffer und Piment würzen. Den Ahornsirup unterrühren und die Hühnerbrühe dazugeben. Kurz aufkochen lassen und die Suppe bei mittlerer Hitze so lange rühren, bis die gewünschte Konsistenz erreicht ist. Mit gerösteten Kürbis- und Sonnenblumenkernen und der Sahne verfeinern.

5 Während die Suppe leicht kocht, den ausgehöhlten Kürbis noch einmal im Backofen erhitzen.

6 Die Suppe anschließend wieder in den Kürbis füllen und mit einigen Kürbiskernen und der klein gehackten Petersilie garniert servieren.

Dazu passt besonders gut Weißbrot. Die Kürbissuppe schmeckt warm oder kalt gleichermaßen köstlich.

Das Fruchtfleisch des Kürbisses ist ideal zum Entgiften und Entschlacken.

Kürbisbrot der Pueblo-Indianer

Zutaten *125 g Weizenmehl • 125 g Maismehl • 220 g Kürbis (gekocht und püriert) • 190 g brauner Zucker • 150 g Butter • 3 Eier 1 1/2 TL Backpulver • 1/2 TL Kardamom • 1 TL Zimt • 1 TL Muskatnuss • 1/4 TL Piment • 1/2 TL Salz • 150 g Pinienkerne*

1 Den Backofen auf 175 °C vorheizen. Die Mehle durch ein Sieb in eine Schüssel geben. Das Kürbismus und den Zucker untermischen. Die Butter in einer Pfanne zerlassen und ebenfalls unter das Mehlgemisch geben.

2 Die Eier gut verquirlen. Backpulver, Kardamom, Zimt, frisch geriebene Muskatnuss, Piment und Salz untermischen und so lange rühren, bis die Eiermasse eine cremige Konsistenz hat. Das Ganze dann zusammen mit den Pinienkernen unter das Mehlgemisch geben.

3 Den Teig in eine Kastenform füllen und 50 Minuten lang im Ofen bei 175 °C backen.

Mais

Der Mais hat seinen Ursprung in Mexiko, wo er schon Jahrtausende angebaut wird. In den mexikanischen Tehuacanhöhlen wurden bei Ausgrabungen Maiskolben gefunden, die bereits über 7000 Jahre alt sind.

Nach Europa kam der Mais erst mit der Eroberung Amerikas. Mais ist das klassische Getreide der Indianer Mittel- und Südamerikas und ihr wichtigstes Grundnahrungsmittel.

Maisblütenstaub konzentriert deinen Geist. Dein Geist befindet sich im Mittelpunkt deiner Augen. Der Staub erneuert Geist und Erinnerung. (Navajo-Weisheit)

Verwendung

Innerlich: Mais wird von vielen Indianerstämmen als Medizin eingesetzt. Die Maya verwenden ihn als Krankenkost. Ein Kranker soll ausschließlich Mais essen. Die göttliche Kraft, die dem Mais innewohnt, gibt die verlorene Lebenskraft wieder und stärkt mit neuer Energie. Sie hilft, die Krankheit zu überwinden und sich dem Leben wieder zu öffnen.

Dass Mais die Nerven kräftigt, vitalisierend wirkt und das Gehirn stärkt, haben Indianer schon vor vielen Jahrhunderten erkannt. Was die Indianer dem Geist des Maises zuschreiben, führen europäische Wissenschaftler auf den außerordentlich hohen Thiamingehalt zurück, den Mais aufzuweisen hat.

> Dies ist der Anfang der Menschwerdung. Es sprachen Urahnin und Urahne: »Schon will es Morgen werden. Lasset uns das Werk der Schöpfung schön vollenden. Erscheinen sollen, die uns erhalten und ernähren, die leuchtenden Söhne des Lichtes. Es erscheine der Mensch! Belebt sei der Erde Antlitz!« So sprachen sie. In Nacht und Dunkelheit kamen sie zusammen und erwogen alles in ihrer Weisheit und gelangten zur Einsicht. Sie fanden den Lebensstoff, woraus des Menschen Fleisch zu schaffen war. Und indem sie die gelben und die weißen Maiskolben zerrieb, machte Ixmucané neun Getränke. Und dieser Stoff verlieh Kraft und Fülle, und aus ihm schufen sie die Kraft und die Stärke des Menschen. Und sie überlegten weiterhin die Schöpfung und Formung unserer ersten Mutter und unseres ersten Vaters. Aus gelbem und weißem Mais machten sie sein Fleisch. Aus Maisbrei machten sie die Arme und Beine des Menschen. Einzig Maismasse trat in das Fleisch unserer Ahnen, der vier Menschen, die geschaffen wurden.
>
> *(Mexikanischer Schöpfungsmythos Popul Vuh)*

Mais – das Korn der Indianer. Er kräftigt die Nerven, verbessert die Konzentration, stimuliert das Zellwachstum, stärkt das Immunsystem und liefert außerdem noch Nährstoffe für schöne Haut und fülliges Haar.

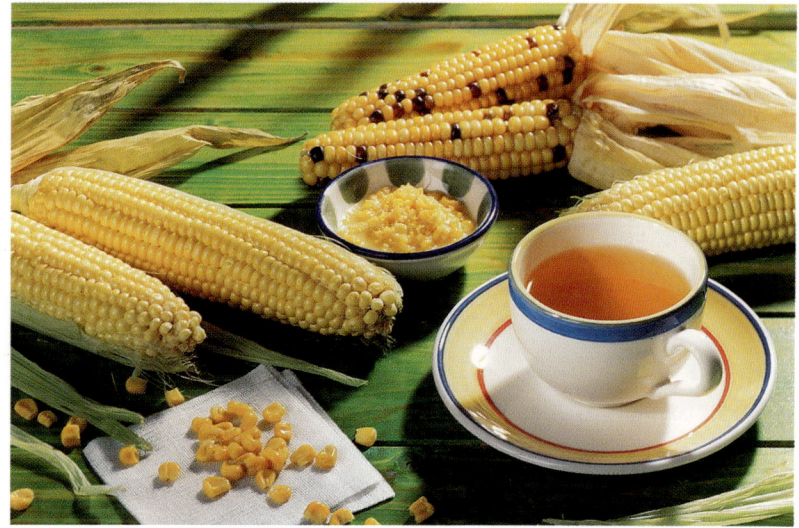

Thiamin (Vitamin B1) gilt als regelrechtes Nervenvitamin. Mais eignet sich somit besonders gut zur Steigerung der Gehirnleistung und der Konzentrationsfähigkeit.

In Mittel- und Südamerika wird bei Nieren- und Blasenstörungen Maisgriffeltee verabreicht. Je nach Gegend mischt man ihn mit den unterschiedlichsten Heilkräutern. Die aus Bolivien stammenden Callawaya-Medizinmänner verordnen den harntreibenden Griffeltee auch bei Menstruationsbeschwerden, Durchfall, Verstopfung und Unfruchtbarkeit.

Äußerlich: Bei Migräne verabreicht man frische, getrocknete oder geröstete Körner. Man legt sie als Kompresse heiß auf Schläfen oder Stirn. Abszesse werden mit Maispflastern aus getrockneten, gemahlenen und mit Butter vermischten Körnern behandelt.

Magische Vorstellungen

Mitglieder der Native American Church beenden nächtliche Peyotezeremonien, bei denen die ganze Nacht hindurch Lieder und Gebete gesungen werden, mit einem Frühstück, das aus Fleisch, Mais und roten Früchten besteht.

Die Maispflanze spielt in vielen Schöpfungsmythen nord- sowie südamerikanischer Indianer eine Rolle. Immer wird der Mais bei der Erschaffung der Welt erwähnt. Somit nimmt er eine besondere Stellung ein, denn er wird als direkte Gabe Gottes betrachtet. Aber nicht nur vor Jahrtausenden spielte der Mais in den Riten und Zeremonien der Indianer eine zentrale Rolle. Noch heute sind etliche rituelle und symbolische Handlungen bei vielen Stämmen ohne den goldgelben Kolben undenkbar. Auch in Heilungsritualen stellt Mais in mexikanischen Indianergemeinschaften noch immer eine bedeutungsvolle Opfergabe dar. Erkrankt ein Kind, wird zuerst ein Maiskolben über sein Bett gehängt. Mais steht für die Schöpfung und das Leben. Sein Geist vertreibt den Tod. Wenn ein Kranker sich weigert, Mahlzeiten mit Mais zu sich zu nehmen, dann ist für die mexikanischen Indianer klar, wie es um diesen Menschen steht. Eine Verweigerung von Mais bedeutet die Verneinung des Lebens. Die Mexikaner glauben, dass die Seele des Kranken den Körper schon verlassen hat und sich auf dem Weg ins Land der Ahnen befindet. Für nordamerikanische Indianer bedeutet Mais ebenfalls Leben und Verbindung mit dem Göttlichen. Bei den Hopi-Indianern erhält jedes Kind bei der Geburt einen Maiskolben, der die Mutter symbolisiert. Wenn das Kind heranwächst und in die Gemeinschaft aufgenommen wird, legt es diesen Maiskolben auf den Altar und empfängt den Segen dafür.

Auch in den Ritualen, die von den in Nordamerika lebenden Zuni- und Navajo-Indianern abgehalten werden, darf Mais nicht fehlen. Bei Hochzeiten, Segenszeremonien, Schwangerschaften und anderen wichtigen Ereignissen ist er wesentlicher Bestandteil der Feierlichkeiten. Die Zuni verwenden farbige Maiskörner in ihren Ritualen. Ihren Vorstellungen nach sind diese eine Gabe der Götter der Unterwelt. Bei Zeremonien werden die farbigen Körner um eine Schale gelegt, die die Welt repräsentieren soll. Weiße Körner werden dem Osten zugeordnet, rote dem Süden, blaue dem Westen und gelbe dem Norden.

Das Leben der Indianer ist voll von Riten, Zeremonien und Gebeten, die gute Gesundheit, ein langes Leben und ertragreiche Ernten gewährleisten sollen. Bei einer guten Ernte wird traditionell die erste Pflanze dem Schöpfergott geopfert. Ist dieser Akt vollzogen, bereitet man eine Maissuppe. Sie wird nach getaner Arbeit in die Mitte des Raums gestellt und gemeinsam gegessen.

Rezept

Festliche Maissuppe der Zuni-Indianer

Zutaten 3 TL Maiskeimöl • 125 g Frühlingszwiebeln • 550 g gewürfeltes Lammfleisch • 1 1/2 l Fleischbrühe • 800 g Maiskörner 2 TL gemahlene rote Chilischoten • 1 Prise Salz • Koriandergrün

1 Das Öl in einem großen Suppentopf erhitzen. Die Frühlingszwiebeln abziehen, in feine Scheiben schneiden und andünsten.

2 Das Fleisch ganz kurz im Öl anbraten, mit der Hälfte der Brühe ablöschen und etwa 1 Stunde ziehen lassen, bis es zart ist.

3 Den Mais hinzufügen und das Ganze weitere 5 Minuten lang ziehen lassen. Dann mit der restlichen Brühe aufgießen.

4 Die Suppe mit Chili und Salz würzen, noch 10 bis 12 Minuten lang leise kochen lassen, in Schalen füllen und mit Koriandergrün bestreut servieren.

Papaya

Die gelb- bis rötlich schaligen Früchte des Papaya- oder Melonenbaums, wie er auch genannt wird, sind kegelförmig und von aromatischem Geschmack. Ihre vielen schwarzen Kerne sind von einer Art Gelee umgeben. Beheimatet ist die Papaya wahrscheinlich in Zentralamerika, von wo aus sie durch die spanischen Eroberer verbreitet wurde. Die schnellwüchsigen Papayabäume, die im Aussehen an Palmen erinnern, werden bis zu sechs Meter hoch.

Verwendung

Innerlich: Bei fast allen Indianerstämmen gilt die Papaya bereits seit Jahrhunderten als eines der mildesten und verträglichsten Magen- und Verdauungsmittel. Sie wird in den verschiedensten Formen verabreicht. Ein Tee aus Blättern und Samen hat sich als Wurmmittel bewährt. Die unreifen Früchte enthalten Latex. In den Tropen setzt man diesen Milchsaft bei Bandwürmern ein. Auf verschiedenen Karibikinseln wird der Saft unreifer Früchte bei Bluthochdruck verordnet. In manchen Gegenden dient Papayasaft auch als Gegengift bei Tierbissen. Ernährungswissenschaftliche Untersuchungen unterstreichen die Verwendung der Papaya bei Beschwerden im Magen-Darm-Trakt. Das im Milchsaft enthaltene Enzym Papain ist in der Lage, besonders schwer verdauliches oder giftiges Eiweiß abzubauen. Darum hat sich die Papaya besonders bei Menschen bewährt, die zu wenig Verdauungsenzyme produzieren.

Neueste Forschungen haben zudem ergeben, dass der Eiweißstoffwechsel für unsere körperliche und geistige Gesundheit sehr wichtig ist. Papain verbessert den Eiweißstatus im ganzen Körper. Wenn man über mehrere Tage verteilt täglich eine frische Papaya isst, fühlt man sich merklich frischer und vitaler. Zudem wirkt Papain unterstützend beim Abnehmen.

Oft sind Verdauungsbeschwerden von Kopfschmerzen oder Konzentrationsstörungen begleitet. Auch bei diesen Beschwerden kann Papain helfen. In Apotheken und Reformhäusern werden mehrere Präparate angeboten, die Papain enthalten.

Äußerlich: Mexikanische Indianer wissen auch um die Heilkraft getrockneter Papayakerne. Mit Wasser und Kürbiskernen vermischt, werden daraus Auflagen bei Verstauchungen und Blutergüssen gemacht.

In einem alten medizinischen Maya-Text heißt es: »Das Feuer, das auf den Menschen brennt – dafür nimmst du die Wurzelknolle der Winde, den Wurzelstock des Schilfrohrs, (...) die Wurzel der Papaya und der Kürbisschlangenwinde (...), zermahlst alles und schmierst es über die Haut; so gesundet es.«

Rezepte

Tee aus Papayablättern

Brühen Sie 1 Teelöffel Papayablätter (in Reformhäusern und Apotheken erhältlich) mit 1 Tasse kochendem Wasser auf. Lassen Sie den Tee 10 Minuten lang ziehen.

Der Tee hilft bei Verdauungsschwäche, Darmträgheit und drückendem Völlegefühl.

Papaya als Dessert oder Beilage macht auch alle anderen Nahrungsbestandteile für den Körper erträglicher. Denn das Papain sorgt u. a. für die Bildung von wichtigen Verdauungsenzymen.

Papayadessert

Zutaten 2 mittelgroße Papayas • 2 EL Honig • 1 EL Zitronensaft 250 g Biojoghurt

1 Die Papaya aufschneiden, entkernen, das Fruchtfleisch mit einem scharfkantigen Löffel herauslösen und in kleine Scheiben schneiden.

2 Honig und Zitronensaft unter den Biojoghurt mischen und die Papayascheiben unterheben.

3 In Schälchen angerichtet servieren.

Nordamerikanische Crêpes mit Papayasalsa

Zutaten 280 g Mehl • 3 EL Zucker • 1 Prise Salz • 500 ml Milch 4 Eier • 4 Eigelbe • 125 g zerlassene Butter • 60 ml Cognac 1 Papaya • 3 EL Zucker • Zimt • Butter für die Pfanne

1 Für die Crêpes Mehl, Zucker und Salz in einer Schüssel gut miteinander mischen.

2 Nach und nach Milch, Eier und Eigelbe dazugeben und alles zu einem glatten Teig verarbeiten.

3 Butter und Cognac unterrühren und den Teig 30 Minuten lang ruhen lassen.

4 Die Papaya halbieren, die Kerne entfernen und das Fruchtfleisch herauslösen. Die Hälfte davon in kleine Würfel schneiden, die andere Hälfte mit Zucker und Zimt pürieren. Würfel und Püree mischen.

5 Eine Pfanne leicht mit Butter ausstreichen und bei mittlerer Temperatur heiß werden lassen. 1 Esslöffel Teig in die Pfanne geben und so lange schwenken, bis der Boden ganz dünn mit Teig bedeckt ist.

6 Den Teig von jeder Seite 2 bis 3 Minuten goldgelb braten.

7 Die fertigen Crêpes aufeinanderschichten, dabei jeweils ein Stück Pergamentpapier dazwischenlegen.

8 Papayasalsa zu den warmen Crêpes reichen.

Peyote

Peyote ist eine im nördlichen Mexiko beheimatete Kakteenart. Der Kaktus hat rauscherzeugende Wirkungen, die in der Hauptsache durch das in ihm enthaltene Alkaloid Meskalin hervorgerufen werden.

Bei den Indianern Mittelamerikas ist Peyote schon immer ein wesentlicher Bestandteil magischer und ritueller Praktiken gewesen. Auf zahlreichen Keramiken, Felsgemälden und Stickereien sind Szenen von Peyoteerfahrungen farbenfroh dargestellt. Als die Spanier Mexiko eroberten, versuchten sie den Gebrauch von Peyote zu verbieten. Sie glaubten, dem Kaktus wohne der Teufel inne. Trotz aller Bemühungen gelang es den Missionaren nicht, die Peyoterituale zu unterdrücken. Die Indianer führten ihre Zeremonien heimlich durch und umgingen so die Verbote. Die Rituale haben sich bis zum heutigen Tag erhalten.

Seit Ende des 19. Jahrhunderts sind Peyotekulte auch unter den Indianern Nordamerikas weit verbreitet und haben heute die Bedeutung einer Religion. Die Native American Church verwendet den Kaktus als Sakrament. In ihren Tipizeremonien wird er als heiliges Mahl eingenommen. Sein Stellenwert ist dem von Brot und Wein in der katholischen Kirche vergleichbar.

Die Peyotereligion hat sich bei Indianern am stärksten durchgesetzt. Diese Bewegung findet in den letzten Jahren auch mehr und mehr Anhänger.

Du siehst, wie wir ausziehen, um Peyote zu sammeln; wie wir gehen, ohne zu essen und zu trinken, mit festem Willen und einmütiger Seele – wie man als Huichol eben geht. Hier liegt unsere Einheit. Sie müssen wir verteidigen. (Ramon Medina Silva)

Verwendung

Innerlich: Peyote wird von den Anhängern der Peyotereligion als sehr wichtiges Heilmittel angesehen. Dem liegt der Glaube zugrunde, der Kaktus könne, indem eine Verbindung zum Übernatürlichen hergestellt wird, Leiden heilen.

Der Peyotekaktus wird von den Indianern niemals nur als Genussmittel genommen, sondern immer im Rahmen ritueller Zeremonien. Peyote hat einen unangenehmen Geschmack, und es bereitet vielen Menschen Schwierigkeiten, ihn zu essen. Er verursacht starke Übelkeit und Brechreiz. Darum fasten Indianer

Der weiße Mann geht in seine Kirche und spricht über Jesus; der rote Mann geht in sein Tipi und spricht mit Jesus.

(J. S. Slotkin)

den ganzen Tag, bevor sie ihn essen. Er verursacht Visionen, Farb- und Formenhalluzinationen bis hin zu göttlichen Offenbarungen. Von diesen Erfahrungen geht die Heilwirkung aus.

Äußerlich: Peyote wird ausschließlich innerlich angewendet, weil die Wirkung auf den halluzinogenen Inhaltsstoffen beruht.

Magische Vorstellungen

Besondere Bedeutung hat die Pflanze bei den Huichol-Indianern in Mexiko. Jedes Jahr pilgern sie unter der Leitung eines erfahrenen Schamanen zu der hoch gelegenen Zapatecaswüste, in der Peyote wächst. Nach vielen Reinigungsritualen und heiligen Zeremonien, bei denen der Kaktus in der Gemeinschaft eingenommen wird, kehren die Indianer mit Körben, die bis zum Rand mit Peyote gefüllt sind, nach Hause zurück.

Durch die Einnahme von Peyote sind Schamanen in der Lage, eine Verbindung zu Gott herzustellen, Visionen über Krankheitsursachen zu erleben sowie Wissen über zukünftige Ereignisse zu erlangen.

Eine Peyotezeremonie beginnt kurz nach Sonnenuntergang und dauert bis Sonnenaufgang. Viele Teilnehmer übergeben sich während des Rituals immer wieder. Die Indianer sehen diesen Prozess als Reinigung an. Durch das Übergeben werden schlechte Gedanken und üble Erinnerungen symbolisch ausgespuckt. Erst wer sich von all dem entledigt hat, ist frei und kann mit dem Großen Geist in Kontakt kommen.

Warnung: Von dem Gebrauch des Peyotekaktusses als Genussmittel oder aus reiner Neugier wird dringend abgeraten! Die Macht der Pflanze ist groß.

Salbei

Salbei zählt neben Tabak, Peyote, Kürbis und Mais für viele nordamerikanische Indianerstämme zu den heiligen und damit wichtigsten Pflanzen. Der Halbstrauch, der bis zu einem halben Meter hoch wird, ist mit seinen violettblauen Blüten in ganz Nordamerika zu finden. Je nach Stamm und Region werden seine graugrünen, pelzigen Blätter auf verschiedene Art und Weise verwendet, als Heilpflanze, als Tee, als Räucherstoff oder als wohlschmeckender Bestandteil köstlicher indianischer Speisen.

Verwendung

Innerlich: Als Heilpflanze wird Salbei besonders häufig bei Erkrankungen der Atemwege verabreicht. Bei Erkältungskrankheiten bis hin zur schweren Bronchitis soll er als Tee eingenommen werden. Mehrere Tassen täglich befreien, während kalter Wintertage, von Halskratzen und Husten. Die krampflösende und desinfizierende Wirkung des Salbei ist auf seinen hohen Anteil an ätherischen Ölen zurückzuführen. Auch übermäßiger Schweißbildung kann mit Salbeitee wirksam entgegengetreten werden. Da Salbei nervenberuhigend wirkt, kommt es nicht selten vor, dass Schamanen und andere Heiler bei Depressionen Salbeitee verordnen. Auch wird Salbeitee bei Schwitzhüttenzeremonien getrunken, um zu einer zusätzlichen inneren Reinigung zu kommen.

Darüber hinaus schmeckt Salbei sehr gut. Er verfeinert Speisen und verleiht Fleisch einen zarten Geschmack. Infolgedessen ist er in vielen indianischen Küchen zu finden. Dort wird er als Gewürz verwendet, das die täglichen Mahlzeiten mit seiner Milde geschmacklich aufwertet.

Äußerlich: Bewährt hat sich Salbei in Form eines Aufgusses für Kompressen und Waschungen bei unreiner und fettiger Haut. Als Gurgelwasser verwendet, lindert er Entzündungen im Mund- und Rachenraum. Auflagen aus Salbeiblättern helfen bei Gelenkschmerzen.

Schwangere sollten hohe Dosen Salbei vermeiden. Auch Epileptiker sollten das Kraut nicht zu sich nehmen, da der Inhaltsstoff Thujon Anfälle auslösen kann.

Magische Vorstellungen

Einen sehr wichtigen Platz nimmt Salbei bei Zeremonien ein. Wegen seiner spirituellen Reinigungskraft fehlt er niemals. Noch bevor die eigentliche Zeremonie beginnt, werden die Teilnehmer von oben bis unten mit glühendem Salbei unter Zuhil-

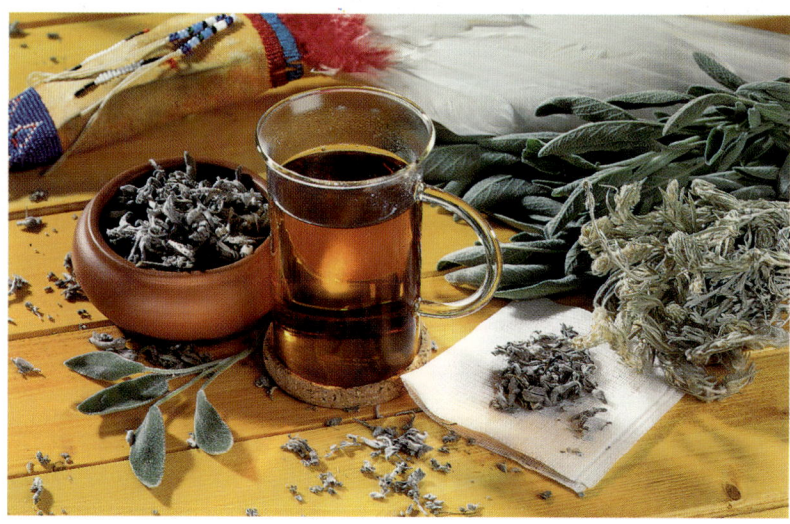

Salbei steht für ein langes Leben. Er ist ein Tonikum für das Nervensystem, steigert Kraft und Vitalität und verbessert die Laune.

fenahme einer Adlerfeder gereinigt, um frei und ungehindert beginnen zu können. Auf diese Weise nimmt der Teilnehmer keine schlechten und alten Energien mit in die Zeremonie und kann sich ganz und gar öffnen.

Die Indianer halten Salbei für sehr inspirierend. Sie glauben, dass er den Menschen bereit macht und er durch die Kraft des Salbei eher in der Lage ist, Kontakt mit dem Großen Geist aufzunehmen. Auch während der Zeremonien wird Salbei gern als Räucherstoff verwendet.

Rezepte

Indianischer Salbeitee

Die Indianer bereiten Salbeitee auf dieselbe Weise zu, wie wir es kennen. Gießen Sie 2 Teelöffel getrocknete Salbeiblätter mit 1/2 Liter Wasser auf, und lassen Sie den Tee 10 Minuten lang ziehen. Dieser Tee ist innerlich und äußerlich anwendbar. Besonders empfiehlt er sich bei Beschwerden im Rachenraum.

Wenn Sie Salbei selbst anbauen wollen, um ihn für Reinigungsrituale zu verwenden, ist es gut, das Heilkraut beim Einpflanzen zu bitten, seine Kraft für die Reinigung aller Wesen zur Verfügung zu stellen.

Salbeibrot der Navajo-Indianer

Zutaten *1 Tütchen Trockenhefe • 50 ml lauwarmes Wasser*
300 g Mehl • 150 g Maismehl • 1 TL Salz • 3 TL getrockneter oder
2 EL frischer Salbei • 2 TL Blütenhonig • 2 TL Natron
1 EL zerlassenes Pflanzenfett • 250 g Hüttenkäse • 1 Ei

1 Die Hefe in das Wasser rühren und ca. 10 Minuten lang an einen warmen Ort stellen.

2 Mehl, Maismehl, Salz, Salbei, Blütenhonig und Natron in einer Schüssel vermengen. Das zerlassene Fett (es darf nicht zu heiß sein) mit dem Hefeansatz verrühren.

3 Diesen nach und nach unter die Mehlmischung arbeiten, den Hüttenkäse und das Ei beimischen. Das Ganze etwa 10 Minuten lang kneten, bis ein fester Teig entsteht.

4 Den Teig mit einem Tuch abdecken und an einem warmen Ort etwa 1 Stunde lang gehen lassen.

5 Den Backofen auf 180 °C vorheizen. Den Teig nochmals kurz durchkneten, in eine ofenfeste Form geben und 50 Minuten lang backen.

6 Mit einem Hölzchen eine Garprobe machen, eventuell noch etwas länger backen.

7 Das Brot in der Form abkühlen lassen. In Scheiben geschnitten schmeckt es, mit Butter bestrichen, besonders gut.

Schafgarbe

Die zur Gattung der Korbblütler gehörende und auch bei uns als Heilpflanze sehr bekannte Schafgarbe wird von fast allen Indianerstämmen Süd- und Nordamerikas vielfältig eingesetzt. Die von Juni bis September blühende Pflanze ist anspruchslos und als Wildkraut wachsend fast überall zu finden.

Manche Menschen reagieren auf Heilpflanzen aus der Gattung der Korbblütler, zu der auch die Schafgarbe gehört, überempfindlich. Es können Übelkeit und Magenbeschwerden auftreten. Verzichten Sie in einem solchen Fall auf die Anwendung der Schafgarbe.

Verwendung

Innerlich: Die Azteken, die der Schafgarbe den Namen »Tlalquequetzal« gaben, verwendeten die Pflanze als Allheilmittel, insbesondere aber als Hustenmedizin. In Südamerika setzten und setzen Indianer die Schafgarbe auch als Nerventonikum und zur inneren Reinigung ein. Aus den Blüten der Schafgarbe wird ein Tee bereitet, den sie bei Erkältungen, Zahnschmerzen, Hämorrhoidalleiden sowie bei Tuberkulose verabreichen.
Die nordamerikanischen Indianer trinken den Tee primär bei Husten und Menstruationsbeschwerden. Bei vielen Stämmen hat die Schafgarbe daher einen festen Platz in der Hausapotheke.
Vergleicht man die Beschwerden, bei denen Indianer die Schafgarbe einsetzen mit den Einsatzgebieten dieser Heilpflanze in der hiesigen Volksmedizin, so lassen sich Unterschiede feststellen. Bei uns wird die Schafgarbe als Tee in erster Linie bei Appetitmangel, Verdauungsstörungen sowie bei Magen- und Leberbeschwerden verordnet.
Äußerlich: Den Teeaufguss verwenden einige Indianerstämme bei Hautleiden für Kompressen oder Auflagen. Auch alte Wunden werden damit behandelt.

Rezept

Schafgarbentee
Für einen Tee übergießen Sie 1 Esslöffel der getrockneten Blüten mit 1/2 Liter kochendem Wasser. Nach 5 Minuten abseihen.

Welche Stämme die Schafgarbe einsetzen			
Blackfoot:	Kopfschmerzen Verstopfung	**Ojibwa:**	Fieber
		Navajo:	Aphrodisiakum
Menonimi:	Menstruation Schwellungen	**Chippewa:**	Hautleiden
		Creek:	Zahnschmerzen

Tabak

Tabak ist ein Nachtschattengewächs, das in ca. 100 Arten vornehmlich im tropischen und subtropischen Amerika wächst. Für die Indianer ist Tabak eine heilige Pflanze, der mit Respekt begegnet wird. Während wir Tabak einfach konsumieren und ihm keine tiefere Bedeutung beimessen, schätzen sie ihn als Heilkraut der Götter.

Mit den Eroberungsfahrten von Christoph Kolumbus gelangten auch die ersten Nachrichten über den Tabak und seine Verwendung bis nach Europa.

Verwendung

Innerlich: Im medizinischen Sinn verwenden Indianer den Tabak in Form von Schnupftabak. Der Kopf werde auf diese Weise von Schleim, aber auch von negativen Gedanken befreit. Viele kolumbianische Amazonas-Indianer schnupfen auch zur Entspannung und Erholung. Auf Festen wird Schnupftabak in großen Mengen genommen, gelegentlich unter Beimischung von getrocknetem Chilipulver.

Ein Medizinmann der Seneca-Indianer begründet die Anzahl der vielen Lungenkrebspatienten in westlichen Zivilisationen folgendermaßen: »Der Tabak tötet euch, weil ihr ihn nicht achtet.«

Äußerlich: Lakandonen-Indianer verwenden das Kondensat des Rauchs als Insektizid. Zecken fallen betäubt ab, wenn sie mit Tabak berieben werden.

Bei einigen südamerikanischen Indianerstämmen war neben dem Schnupfen und Kauen auch das Lecken von Tabaksaft und das Trinken von Tabakwasser üblich.

Magische Vorstellungen

Nach dem Glauben der Tolteken und Azteken hat die Göttin Cihuacoatl den Tabak vom Himmel gebracht. Die Priester der Maya in Guatemala rauchen vor allem im Zusammenhang mit Wettermagien und Regenzeremonien das »göttliche« Kraut. Der Regengott Tlaloc, so die Maya, erzeugte aus dem Rauch seiner Pfeife und seiner Zigarren Regenwolken. Dieses ahmen die Priester nach.

Bei anderen südamerikanischen Indianern wird während Initiationsriten und bei der Wahl des Häuptlings sowie des Schamanen Tabak geraucht.

Zu den Initiationsriten junger Männer bei den Jivaro-Indianern und bei Stämmen am Rio Vampés im kolumbianischen Amazonien gehört das Rauchen riesiger Zigarren. Sie sind bis zu

Tabak ist bei süd- und nordamerikanischen Indianern kein Genussmittel, sondern heilig. Er wird nur für rituelle Zeremonien gebraucht. Außerdem ist der indianische Tabak, im Gegensatz zum industriell verarbeiteten Tabak, sehr viel stärker und kann das Bewusstsein sehr stark verändern.

90 Zentimeter lang, und alle Teilnehmer rauchen mit. In der Regel setzen die südamerikanischen Indianer Tabak niemals ausschließlich zum Genuss ein. Er wird als so heilig betrachtet, dass er nur im rituellen Kontext verwendet wird. Auch bei nordamerikanischen Indianern ist der Tabak wesentlicher Bestandteil ritueller Handlungen. Wenn Schamanen eine Heilpflanze pflücken, bringen sie als Dank ein Tabakopfer dar oder füllen Tabak in »tabaco ties«, die bei Schwitzhüttenzeremonien eine wichtige Rolle spielen. Auch beim Atmen mit einem Baum ist ein kleines Tabakopfer üblich. Bekannt ist darüber hinaus die Verwendung von Tabak als Grabbeigabe.

Indianer verwenden etwa zehn verschiedene Arten von Tabakpflanzen. Der indianische Tabak ist wesentlich stärker als der industriell verarbeitete und kann zu starken Bewusstseinsveränderungen führen.

Die Schamanen sehen in ihm eine heilige Medizin und ehren den der Tabakpflanze innewohnenden Geist entsprechend. Sie rauchen, schnupfen und kauen große Mengen davon, um ihr Bewusstsein zu erweitern und in andere Welten reisen zu können. Sie befreien verloren gegangene Seelen aus dem »Haus aus Tabak« und nehmen sie wieder mit zur Erde zurück.

Bei vielen Indianerstämmen ist die Verwendung von Tabak ähnlich: Man hält ihn in die vier Himmelsrichtungen und dankt dabei wakan tanka für eine gute Ernte oder ein geglücktes Unternehmen. Auch wünscht man sich Glück und Gelingen für zukünftige Vorhaben. Der Tabak wird in ein Feuer gegeben oder zerstreut.

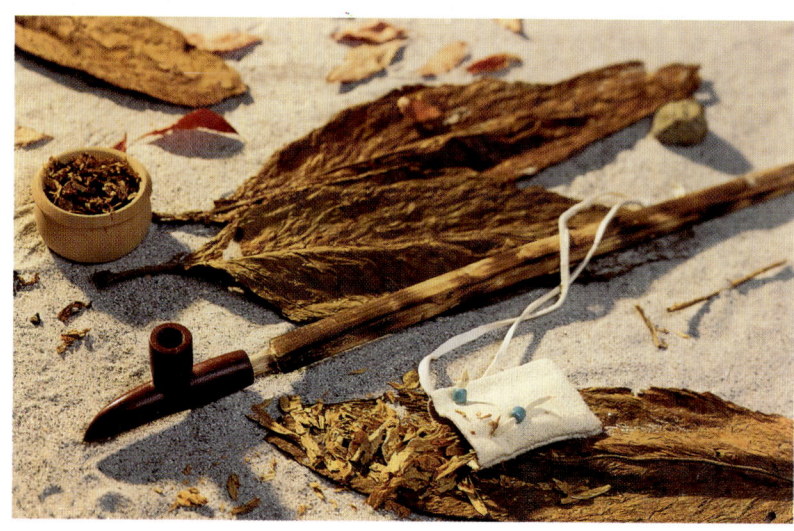

Die erste Beschreibung der Tabakpflanze und indianischer Rauchsitten stammt aus dem Jahr 1496 von einem spanischen Mönch. Er schrieb der Pflanze große Heilkräfte zu.

Tomate

Als die Spanier Mexiko eroberten, waren sie äußerst entzückt über eine kleine, rote, wohlschmeckende Frucht mit dem aztekischen Namen »tomatl«, was so viel heißt wie pralles, rundes Ding.

Von den Indianern Mittelamerikas, vor allem in Mexiko, wurde die Tomate schon sehr früh kultiviert. Für sie waren Tomaten nicht nur Bestandteil ihrer Nahrung, sie setzten die köstlichen Früchte auch zu medizinischen Zwecken ein.

Nachdem die Tomate im 16. Jahrhundert in Europa bekannt geworden war, dauerte es noch mehr als 300 Jahre, bis man ihren Wert als Nutzpflanze erkannte. Bis dahin wurde sie nur zur Zierde gezogen, weil man vermutete, sie sei giftig.

Verwendung

Innerlich: Aztekische Heiler verordneten, wenn eine Krankheit erneut auszubrechen drohte, einen Trunk aus frischem Tomatensaft, einer gelben Chilischote, zehn Kürbiskernen und dem ausgekochten Blättersaft einer Agave. Dieses Getränk soll, nach den Mahlzeiten eingenommen, die Gefahr bannen, rückfällig zu werden.

Die Maya-Indianer sehen im Blut die Lebenskraft des Menschen. Ihrem Glauben zufolge steigert frischer Tomatensaft die Blutbildung und stärkt den Körper.

Bei Krankheiten ist es wichtig, Leichtes zu sich zu nehmen, damit sich der Körper auf die Ausscheidung der Krankheitserreger konzentrieren kann und nicht mit der Verdauung schwerer Kost beschäftigt ist. Dafür eignet sich die Tomate sehr gut. Sie enthält viel Wasser, ist leicht verdaulich und gut verträglich. Entweder werden die ganzen Früchte verabreicht oder nur der Saft. Dieser sollte allerdings immer frisch gepresst sein.

Neueren ernährungswissenschaftlichen und medizinischen Erkenntnissen nach ist die Tomate gut zur Vorbeugung von Herz-Kreislauf-Erkrankungen und vorbeugend für Krebserkrankungen geeignet. Dies bewirken die Antioxidanzien Selen, Beta-Karotin und Vitamin C. Ihr äußerst hoher Gehalt an Folsäure unterstützt darüber hinaus auch noch die Zellerneuerung.

Äußerlich: Die Indianer der Karibikinseln kennen auch die äußerliche Anwendung von Tomaten. Sie streichen frischen Tomatensaft auf Hämorrhoiden und entzündete Hautstellen.

Ich bin überzeugt, je höher die Menschen zivilisiert sind, umso mehr trennen sie sich von unserer Erde. Doch so viel wissen wir: Wer sich von Mutter Erde trennt, wird einsam und krank.
(Xokonoschttletl vom Volk der Azteken)

61

Die Spanier entdeckten nicht nur die Neue Welt, sondern sie erkannten auch, dass man aus all den Früchten und Gemüsesorten, die sie dort vorfanden, schmackhafte Köstlichkeiten machen ließen, wie beispielsweise die Gazpacho, die kalte Gemüsesuppe, die auch heute noch in vielen Regionen Südwestamerikas und in Mexiko gern bei heißen Temperaturen gut gekühlt gegessen wird.

Es ist nicht wichtig, was du tust, sondern wie du es tust. (Alte indianische Weisheit)

Rezept

Gazpacho

Zutaten *500 g Tomaten • Salatgurke • 2 Zwiebeln • 2 Knoblauchzehen • Salz • 1 rote Paprikaschote • 1 l kalte Hühnerbrühe 2 EL Olivenöl • 1 TL Zitronensaft • Pfeffer • 4 Scheiben Weißbrot 30 g Butter • 1/4 Bund Petersilie • 1/2 Bund Schnittlauch • einige Eiswürfel*

1 Tomaten mit heißem Wasser überbrühen und abziehen. Die Gurke waschen und schälen. Einige Gurkenscheiben abschneiden und als Garnitur beiseite stellen. Den Rest grob würfeln.

2 Zwiebeln abziehen und vierteln. Knoblauchzehen abziehen und mit Salz zerdrücken.

3 Paprikaschote von Kernen und Scheidenwänden befreien und in Würfel schneiden. Alle diese Zutaten im Mixer fein pürieren oder 2-mal durch den Fleischwolf drehen und anschließend durch ein grobes Sieb passieren. Mit der kalten Hühnerbrühe aufgießen.

4 Öl und Zitronensaft hineinrühren und mit Pfeffer abschmecken.

5 Die Suppe 3 Stunden lang im Kühlschrank angenehm kalt werden lassen.

6 Dicke Weißbrotscheiben würfeln, in der Pfanne in heißer Butter goldbraun rösten.

7 Petersilie und Schnittlauch sorgfältig waschen, trockentupfen und fein hacken.

8 Die gekühlte Suppe über Eiswürfel in Suppentassen füllen, mit den Kräutern bestreuen und die Gurkenscheiben als Garnierung hineingeben.

9 Die Weißbrotwürfel gesondert dazu reichen.

Diese Suppe eignet sich besonders an einem heißen Sommertag, oder aber bei Gartenfesten, da man sie gut am Tag davor vorbereiten kann.

Krankheiten natürlich lindern

Anwendungen	Pflanzen
Aphrodisiaka	Ananas, Avocado, Chili, Coca, Kakao, Kürbis, Schafgarbe
Appetitlosigkeit	Chili, Schafgarbe
Asthma	Chili, Papaya
Augenleiden	Aloe vera
Blähungen	Chili
Blasenentzündung	Kürbis, Mais, Schafgarbe
Bluthochdruck	Mais
Blutreinigung	Mais
Durchfall	Avocado, Coca, Papaya, Schafgarbe
Erkältung	Aloe vera, Ananas, Coca, Schafgarbe, Tomate
Fieber	Avocado, Coca, Peyote, Schafgarbe
Flechten	Avocado
Frauenleiden	Avocado
Gallenblasenleiden	Mais, Papaya
Gastritis	Ananas, Avocado, Chili, Kürbis
Grippe	Tomate
Hämorrhoidalleiden	Schafgarbe, Tomate
Halskratzen	Ananas, Aloe vera, Schafgarbe, Tomate
Hautprobleme	Aloe vera, Avocado, Kürbis, Tomate
Höhenkrankheit	Coca, Mais
Husten	Aloe vera, Avocado, Coca, Schafgarbe, Tomate
Immunschwäche	Aloe vera
Kopfschmerzen	Coca, Peyote, Schafgarbe
Koliken	Chili, Coca
Leberbeschwerden	Avocado, Schafgarbe
Magengeschwür	Avocado, Coca
Menstruationsbeschwerden	Ananas, Avocado, Schafgarbe
Nierenleiden	Kakao, Mais, Schafgarbe
Ohrenleiden	Avocado, Chili, Schafgarbe
Psychose	Coca, Peyote
Rheumatische Leiden	Aloe vera, Coca, Chili, Peyote
Schlaflosigkeit	Schafgarbe
Schmerzen	Coca, Schafgarbe
Sonnenbrand	Aloe vera
Unfruchtbarkeit	Aloe vera, Avocado, Mais
Verdauungsbeschwerden	Aloe vera, Chili, Kürbis, Papaya, Schafgarbe
Verstopfung	Aloe vera, Mais, Papaya, Tabak
Wunden	Avocado, Kakao, Mais, Schafgarbe
Wurmbefall	Aloe vera, Ananas, Papaya, Tomate
Zahnschmerzen	Chili, Coca, Schafgarbe

Pflanzensteckbriefe

Name	Wirkstoffe	Anwendung
Aloe vera *Aloe barbadensis*	In Apotheken gibt es den Saft der Aloe barbadensis als »Curaçao Aloe«. Er enthält: Aloin, Anthracen-derivate, Chromon-derivate (Aloesine), Aloein	Bei Hautverletzungen, Wunden, Entzündungen, Neurodermitis, Verbrennungen, Geschwüren, Husten, Halsschmerzen und Verstopfung. Aloegel (in Reformhäusern erhältlich) hilft bei Sonnenbrand, trockener Haut und Röntgenstrahlverbrennungen
Ananas *Ananas comosus*	Karotin, Thiamin, Vitamin C, Phosphor, Eisen, Kalium, Kalzium, Fruchtsäuren, ätherisches Öl, Bromelain	Zur Abwehrstärkung, bei Durchfall und Blähungen, Verdauungsbeschwerden, Wurmbefall, Nierenschmerzen, wirkt fiebersenkend und als Aphrodisiakum. Die reife Frucht wirkt gegen Übersäuerung des Magens
Avocado *Persea americana*	Fruchtfleisch enthält Vitamine (A, B1, B2, C und E), hoher natürlicher Fett-gehalt (10 bis 15 Prozent), Kohlenhydrate (Manno-heptulose), Lezithin	Bei Menstruationsbeschwerden, Durchfall, Übersäuerung und Magenschmerzen, zur Förderung der Konzentration. Avocados eignen sich gut, um eine Feuchtigkeits-maske herzustellen
Chilipfeffer *Capsicum spp.*	Vitamin C und fettes Öl, Kapsaizin	Verdauungsanregend, bei Verstopfung und Rachenerkrankungen, Blutgefäßer-krankungen. Auflagen helfen bei Rippen-fellentzündung und Hexenschuss
Coca *Erythroxylum coca*	Kokain	Euphorisierend und stimulierend, reguliert den Blutzucker, stillt Hunger und Durst, hilft bei Höhenkrankheit
Kakao *Theobroma cacao*	Xanthine, Tannine, Oxal-säure, geringe Mengen Vitamin A und B-Vitamine, Kalium, Phosphor und Eisen	Euphorisierend, stärkend und kräftigend, hilft bei Durchfall und erleichtert die Geburt; ist beliebt als Erfrischungs-getränk
Kürbis *Cucurbita pepo*	Vitamin E, Zink, Selen Kupfer, Eiweiß, bis zu 40 Prozent fettes Öl	Harntreibend, als Aphrodisiakum, bei Heuschnupfen, Nierenleiden und Haut-problemen

Pflanzensteckbriefe

Name	Wirkstoffe	Anwendung
Mais *Zea mays*	Körner: Stärke, Eiweiß, ätherisches Öl Maiskeimöl: Linolsäure, Ölsäure, Vitamin E, verschiedene Amine, Beta-Karotin Maisgriffel: ätherische Öle, Gerbstoff, Kalium- und Kalziumsalze	Um Cholesterin- und Blutfettwerte zu senken, den Blutdruck zu regulieren und um zu entschlacken, fördert die Wundheilung Maisgriffeltee: blutreinigend und entschlackend; kann kleine Nieren- und Gallensteine austreiben
Papaya *Carica papaya*	Papain, Vitamine A und C, Eisen, Kalium, Kalzium, Natrium	Bei Verdauungsstörungen, zur Augenstärkung und Kräftigung des Immunsystems, führt zu mehr Ausgeglichenheit, fördert die Muskelbildung und stärkt das Herz
Peyote *Phophora Williamsii*	Hauptwirkstoff ist Meskalin, zusätzlich weitere 43 Alkaloide	Zur Erzeugung von Visionen im rituellen Kontext, um Fieber zu senken und Schmerzen zu lindern
Salbei *Salvia officinalis*	Ätherische Öle, Gerbstoffe, Bitterstoffe, Flavonoide	Bei Atemwegserkrankungen und Gelenkschmerzen, zur Reinigung von negativen Energien
Schafgarbe *Achillea millefolium*	Ätherisches Öl, Sabinin, Salizylsäure, Alkaloide, Alpha-Thujon	Wirkt entzündungshemmend, schmerzlindernd, unterstützt den Wundheilungsprozess, bei Erkältungen, Menstruationsbeschwerden, Tuberkulose und Durchfall
Tabak *Nicotiana tabacum*	Pyridinalkaloide, Nikotin, Nornikotin, Anabasin, Nikotyrin	Wirkt anregend auf das zentrale Nervensystem im rituellen Kontext
Tomate *Lycopersicon spp.*	Vitamine A, B1 und C, Kalzium, Phosphor, Eisen, Natrium und Kalium	Bei Hautentzündungen und Hämorrhoidalleiden
Vanille *Vanilla planifolia*	Vanillin, Harze, Gerbstoffe, Enzyme, Fette, Schleim	Bei Angstzuständen, Ermüdung, als Aphrodisiakum, gegen Impotenz

Schutz- und Krafttiere

In der indianischen Vorstellungswelt hat der Glaube an eine mystische Schicksalsgemeinschaft und Verwandtschaft zwischen Mensch und Tier seinen festen Platz. Indianer begreifen Tiere als von geistigen Wesen Geleitete, die den Menschen Kraft und Schutz verleihen können. Jeder Mensch hat ein eigenes Schutztier, das ihn im Leben ein Stück des Wegs begleitet. Ist seine Aufgabe erfüllt, verlässt es den Körper und macht einem anderen Tier Platz. Wer bereit ist, sich darauf einzulassen, kann zu seinem persönlichen Krafttier finden und Fragen, die ihn beschäftigen, im Spiegel des Krafttiers neu betrachten. Zu einem bestimmten Krafttier können wir uns hingezogen fühlen, es kann uns im Traum begegnen, oder wir können in Ritualen darum bitten, dass es sich uns offenbart.

Tier und Mensch

Indianische Stämme haben wie andere Naturvölker auch eine sehr enge Beziehung zu Tieren. Diese waren es, die dem Menschen das Überleben sicherten: Ihr Fleisch konnten die Menschen essen, ihre Felle boten ihnen Wärme und Schutz, bei Fischen fand sogar der Tran vielseitige Verwendung.

Viele indianische Mythen bringen zum Ausdruck, dass die Menschen am Ende der Schöpfung stehen und dass die Tiere lange Zeit vor ihnen da waren. Die Bestätigung dafür finden die Indianer in der Tatsache, dass es für Tiere weitaus einfacher ist, ohne den Menschen zu überleben als umgekehrt.

Mensch, Tier und Pflanze bilden eine Gemeinschaft. Keiner kann ohne den anderen überleben.

Tiere als Lehrer

Bevor Indianer anfingen, Tiere zu domestizieren, beobachteten sie diese gut und lernten viel über deren Verhaltensweisen. Dabei erkannten sie, dass Tiere nicht nur ihr Überleben sicherten,

In sehr früher Zeit,
als sowohl die Menschen wie auch die Tiere auf der Erde lebten,
konnte jemand ein Tier werden,
wenn er das wollte,
und ein Tier konnte ein Mensch werden.
Manchmal waren die Wesen Menschen,
dann wieder Tiere.
Es gab keinen Unterschied.
Alle sprachen sie dieselbe Sprache.
Das war die Zeit,
in der Worte wie Zauber waren.
Ein Wort, zufällig gesprochen,
konnte merkwürdige Folgen haben.
Es wurde plötzlich lebendig,
und was die Menschen wünschten,
das geschah –
alles, was man tun musste, war, es zu sagen.
Niemand kann das erklären:
So war es ganz einfach.

(Lied der Eskimo-Indianer)

sondern gleichzeitig gute Lehrer waren. Sie lernten von ihnen Eigenschaften wie Geduld und Ausdauer sowie die Einsicht in die Notwendigkeit, das Leben in der Gemeinschaft zu würdigen und zu achten. Des Weiteren machten sich indianische Schamanen in Zeremonien mit der Kraft der Tiere vertraut. Sie fingen an, sich mit ihnen zu verständigen und erkannten, dass jedes Tier von einem geistigen Wesen geleitet wird und große Kraft besitzt. Jedes dieser Wesen besitzt die Fähigkeit, Menschen, die um Hilfe bitten, mit Kraft auszustatten. Mit Hilfe ihrer Krafttiere, die für Indianer geistige Führer darstellen, können sie eine Balance zwischen sich und der Natur schaffen und erhalten.

Krafttiere sind mehr als nur Begleiter bei den Heilungszeremonien, die die Schamanen schützen. Von den Tieren erfahren sie auch Gründe und Heilmethoden für Krankheiten.

Mittler zwischen den Welten

Für Schamanen sind Tiere geistige Führer und Mittler zwischen den verschiedenen Welten. Sie sind in der Lage, die Menschen auf Reisen in andere Welten zu begleiten und ihnen dabei Schutz zu gewähren. Schamanen erfahren von ihren Kraft- oder Schutztieren die Ursachen von Krankheiten und Unglücksfällen sowie Ratschläge für Krankenbehandlungen.

Fische, Tiere, die sowohl im Wasser als auch zu Land leben, und Vögel würdigen die Indianer. Besonders der Adler mit seiner edlen Erscheinung wird von ihnen sehr geschätzt. Er nimmt eine besondere Stellung bei vielen indianischen Stämmen ein. Seine Federn werden bei Heilzeremonien verwendet. Diese Federn tragen den Adler so hoch, dass selbst das schärfste Menschenauge ihn nicht mehr wahrnimmt. Und in eben dieser Höhe ist der Adler in der Lage, direkten Kontakt zum Großen Geist aufzunehmen und dem Schamanen von dort Nachrichten zur Erde zurückzubringen. Somit steht der Adler stellvertretend für den direkten Kontakt mit dem Schöpfer.

Achtung und Verehrung

Viele Tiere wurden von indianischen Stämmen im Lauf der Zeit domestiziert. Aber trotzdem achten sie sie immer noch genauso wie früher. Sie achten ihre Eleganz, ihre Kraft und ihre Stärke. Der Büffel und der Bär sind um vieles stärker als der kräftigste Mann. Als die Europäer das Pferd mit in die Neue Welt brachten, beeindruckte es die Indianer von Anfang an sehr stark. Das Pferd veränderte ihr Leben vollständig. Während sie früher umherwanderten und zu Fuß auf die Jagd und in den Krieg zogen, hatten die Indianer durch das Pferd plötzlich neue Möglichkeiten, ihr Überleben zu sichern. Ein weiterer Grund, warum Indianer Tieren mit so viel Achtung begegnen, ist der, dass Tiere nur töten, wenn sie Hunger haben. Sie sind keine so blutrünstigen Kreaturen wie wir, die willkürlich und oftmals im Namen irgendwelcher Ideologien ihre Mitmenschen umbringen.

Von der kleinen Ameise bis hin zum großen Wal schätzen Indianer alle Tiere und sehen in ihnen spirituelle Lehrer. Sie werden mit all ihren Eigenschaften gewürdigt.

Schutz- und Krafttiere stehen dem Menschen mit Rat und Tat zur Seite. Sie sind vergleichbar mit unseren Schutzengeln. Ein Mensch kann auch mehrere Krafttiere haben, die ihm in verschiedenen Situationen helfen.

Schutz- und Kraftspender

Indianer wissen, dass jeder Mensch Schutz- und Krafttiere in sich trägt, die Stärke und Energie verleihen. Sie stehen stellvertretend für die spirituelle Kraft des Großen Geists, die Kraft von wakan tanka. Das, was für Indianer Krafttiere bedeuten, ist vielleicht mit dem vergleichbar, was wir unter Schutzengeln verstehen. Schutzengel stehen in Krisenzeiten zur Seite – Krafttiere stehen uns auch zur Seite und zeigen uns, wie wir von ihnen lernen können, und sind Vermittler zwischen uns und den geistigen Kräften. Ein Mensch kann mehrere Krafttiere haben, und sie können im Lauf des Lebens wechseln. Ein Schutz- oder Krafttier kann für eine momentane Situation stehen und uns helfen, diese zu meistern. Hat es seine Aufgabe erfüllt, verlässt es den Menschen, und ein anderes Schutztier übernimmt seinen Platz.

Alter Ego

Bei vielen Naturvölkern besitzt das Tier die Stellung eines zweiten Ichs, eines Alter Egos. Die Beziehung zwischen einem Menschen und seinem Alter Ego kann so eng sein, dass beide das gleiche Schicksal teilen. Stirbt das Tier, so kommt auch der Mensch bald zu Tode und umgekehrt.

In Afrika ist der Leopard das Alter Ego des Häuptlings. Ein toter Leopard wird wie ein verstorbener Häuptling behandelt. Das Alter Ego darf nicht getötet und nicht gegessen werden. Der gewaltsame Tod, so die Vorstellung, bringt großes Unglück.

Auch im südamerikanischen Schamanismus besteht eine sehr enge Bindung zwischen bestimmten Tieren und dem Schamanen. Nach dem Genuss von Ayahuasca, einem Trank, der neben der Dschungelliane noch andere pflanzliche Ingredienzen enthält, verwandelt sich die Seele des Schamanen in einen Jaguar. Danach fliegt der Jaguar über den Regenbogen zur Milchstraße. Diese Vorstellung hat seit Jahrtausenden eine große Bedeutung für die Schamanen und ist auf vielen alten Keramiken bildlich umgesetzt.

Ein Tier, das Sie besonders mögen, für das Sie sich schon immer interessierten oder das Ihnen seit einiger Zeit immer wieder begegnet, kann Ihr Krafttier sein, ohne dass Sie es bislang wussten.

Das persönliche Krafttier

Häufig fühlen wir uns zu einem Tier hingezogen, ohne genau erklären zu können, warum. Wir lesen Bücher über dieses Tier und schenken ihm besondere Aufmerksamkeit.

Vielleicht wohnt die Kraft eines Tiers schon lange in Ihnen, ohne dass Sie es wissen. Manchmal begegnet einem auch dasselbe Tier mehrmals, in Träumen oder in der Natur. Vielleicht will es Sie darauf aufmerksam machen, dass Ihnen die Kraft innewohnt, die es repräsentiert. Je nachdem, wofür das Tier steht, kann es Sie aber auch daran erinnern wollen, aufmerksamer zu sein, sich mehr mit der Natur oder mit Ihren inneren Kräften zu verbinden.

Träume weisen den Weg

Eine Möglichkeit, Ihr Krafttier zu finden, ist der Traum. Vielleicht ist Ihnen in letzter Zeit häufiger ein und dasselbe Tier im Traum erschienen. Sie können auch vor dem Schlafengehen um eine Begegnung mit Ihrem Schutztier bitten. Es kann natürlich sein, dass es zunächst nicht auftaucht. Bitten Sie immer wieder darum. Ein Krafttier sollte sich mindestens viermal zeigen. Es kann aber auch sein, dass Ihnen Ihr Krafttier in einem Traum begegnet und Sie hinterher auf andere Art und Weise Bestätigung finden. Mir selbst erschien vor einiger Zeit ein Kojote in einem Traum. Aus dem Traum ging klar hervor, dass es sich dabei um mein Krafttier handeln musste. Am nächsten Tag begegnete ich ihm wieder. In einem Hörsaal an der Universität lag eine mir unbekannte Zeitschrift mit dem Titel »Kojote«.

Durch Bäume zum Krafttier finden

Eine weitere Möglichkeit ist, das Krafttier während einer Atemübung anzurufen. Dafür bieten sich verschiedene Techniken an. Besonders gut eignet sich das Kreisatmen. Auch können Sie es anrufen, wenn Sie mit einem Baum atmen. Zunächst ist es wichtig, den Baum um Hilfe zu bitten, Ihr Krafttier zu finden. Bringen Sie dem Baum dazu ein kleines Geschenk, einige Perlen oder ein wenig Tabak mit. Es ist gut, den Baum, während Sie ihn bitten, mit der Hand zu berühren. Man merkt ganz schnell, ob ein Baum gewillt ist oder nicht.

Übung

● Wenn Sie das Gefühl haben, dass der Baum Sie gern bei Ihrer Suche unterstützt, legen Sie sich auf den Rücken, und berühren Sie den Baum mit Ihren Füßen, so dass ein direkter Kontakt entsteht.

● Beim Einatmen stellen Sie sich vor, Sie atmen die Kraft des Baums ein, und Ihr Schutztier findet über den Baum zu Ihnen. Folgen Sie der Vorstellung, dass Sie zusammen mit dem Baum in einem Kreis atmen. Ziehen Sie dabei die Kraft des Baums durch Ihre Füße ein.

● Begegnet Ihnen ein Tier, ist es hilfreich, erst einmal einen Kontakt herzustellen und sich bei ihm zu bedanken, dass es den Weg zu Ihnen gefunden hat. Dann können Sie Ihre Frage stellen und Ihr Krafttier um Hilfe bitten.

Bäume, Trancetechniken, Tanzen und Trommeln können den Weg zu Ihrem persönlichen Schutztier ebnen oder auch dazu beitragen, die Kraft des Tiers auf Sie zu übertragen.

Die Schamanenreise

Um das persönliche Krafttier zu finden, gibt es noch eine andere Technik. Sie wird von den Schamanen vieler Naturvölker seit Jahrtausenden angewandt. Mit Hilfe psychoaktiver Pflanzen oder Trancetechniken wie Trommeln oder Tanzen gehen Menschen immer wieder auf die Suche nach ihrem Schutztier.

Am besten lassen sich solche Reisen in einer Gruppe oder mit einer Bezugsperson durchführen. Dabei werden 15 Minuten lang die Trommeln mit etwa 200 bis 220 Schlägen pro Minute geschlagen. Dieser Rhythmus hat sich für Schamanenreisen als optimal herausgestellt. Es gibt auch Kassetten mit Trommelrhythmen, die für diese Reise gedacht sind, zu kaufen (siehe Seite 163).

Übung

● Legen Sie sich auf eine Decke, die Arme liegen neben dem Körper, die Beine fallen leicht nach außen. (Arme und Beine sollten nicht gekreuzt werden, da sonst der Energiefluss gehemmt wird.)

Wenn Sie die Übung zu zweit machen, schlägt einer die Trommel, und der andere legt sich hin.

71

● Vor der Reise sollten Sie dazu entschlossen sein, dass Sie Ihrem Krafttier begegnen möchten. Schließen Sie die Augen, und stellen Sie sich vor, dass Sie an einem schönen Platz in der Natur liegen. Vielleicht gibt es für Sie ja einen Lieblingsplatz auf einem Berg, einer Wiese oder am Meer. Sollten Sie keinen bestimmten Platz kennen, dann schaffen Sie sich in Gedanken einen solchen Ort, an dem Sie sich wohl und geborgen fühlen. Sie können auch versuchen, diesen Platz mit Ihren Sinnen wahrzunehmen. Vielleicht riechen Sie die duftenden Blumen, die auf der Wiese um Sie herum wachsen. Oder Sie hören den Fluss, der nicht weit von Ihnen fließt. Es kann aber auch das Brechen der Meereswogen sein, was in Ihren Ohren klingt.

Wichtig ist: Glauben Sie Ihrer Vision und dem, was Ihnen das Schutztier gesagt hat. Je mehr wir die Geschehnisse mit dem Verstand beleuchten, desto unlogischer erscheinen uns die Dinge, und oftmals verlieren wir den Glauben daran. Wenn Sie aber daran festhalten, dann werden Sie mit der Zeit auch ein immer stärkeres Gefühl für Ihre eigene Stimme und die eigene Intuition bekommen und weniger von der Meinung anderer abhängig sein.

● Wenn Sie diesen Platz gefunden haben, schauen Sie sich die Umgebung etwas genauer an. Suchen Sie dort nach etwas, das Ihnen als Eingang in die Unterwelt dienen könnte. Dies kann ein Baumloch sein, eine Höhle in einer Felswand oder auch ein kleiner See, in den Sie springen und in die Unterwelt hinabtauchen. Plätze und Eingänge ergeben sich ganz spontan. Darum ist es unnötig, sich schon vor der Reise einen Eingang vorzustellen, denn es kommt doch alles anders, als wir es uns denken…

● Wenn Sie den Eingang gefunden haben, gehen Sie hinein. Die Landschaften, die sich Ihnen dort auftun, können unterschiedlicher Natur sein. Es kann auch passieren, dass Sie sich vor einem Tunnel befinden. Sie können beruhigt hineingehen. Was immer auch passiert: Sie brauchen keine Angst zu haben. Lassen Sie sich von Hindernissen einfach nicht ablenken.

● Schauen Sie sich um, ob sich Ihr Krafttier unterwegs irgendwo zeigt. Und wenn Sie es entdeckt haben oder wenn das Krafttier zu Ihnen gefunden hat, stellen Sie ihm ruhig die Fragen, die Sie auf dem Herzen haben.

Dem Krafttier danken

Die Schamanenreise endet mit einer bestimmten Anzahl oder Folge von Trommelschlägen die sich vom vorherigen Rhythmus unterscheiden. Nehmen Sie sich auf jeden Fall die Zeit, sich von Ihrem Krafttier zu verabschieden und ihm zu danken. Es ist sehr wichtig, zu beherzigen, dass Krafttiere und Schutzgeister uns gern und jederzeit helfen. Aber: Es ist auch wichtig, diese Hilfe zu ehren und sich dafür erkenntlich zu zeigen. Dies kann man z.B. tun, indem man einen Gabenteller für die Spirits bereitet und draußen in den Garten oder auf den Balkon stellt.

Adler

In vielen Kulturen, europäischen sowie amerikanischen, gilt der Adler als Symbolvogel. Dabei wird er häufig mit Gewittern in Verbindung gebracht. Er ist derjenige, der aus den Gewitterwolken zur Erde niederschießt und Blitz und Donner bringt.

In der Antike galt er als Seelenführer und Glück bringender Orakelvogel, der von Zeus geschickt wurde.

Bedeutung

Auch bei vielen Indianerstämmen Nord- sowie Südamerikas besitzt der Adler eine Sonderstellung. Einige, wie z.B. die Navajo und die Hopi, verehren ihn ebenfalls als Donnervogel.

Wenn Hopi- oder Blackfoot-Indianer einen Adler jagen, dann tun sie es nur nach vorhergegangener Reinigungs- und Opferzeremonie. Für diese Stämme ist der Adler der König der Tiere, dem es gilt, Respekt zu zollen. Wegen seiner Kraft und der Eleganz, mit der er sich in die Höhen der Luft begibt sowie seiner Fähigkeit, sich in der Thermik hoch hinauf zur Sonne tragen zu lassen, wird er als Mittler zwischen dem Großen Geist und den Menschen gesehen. Der Adler ist in der Lage, auch noch aus den höchsten Lüften die Lage zu überblicken und sich nicht täuschen zu lassen.

Für Schamanen sind Adlerfedern das heiligste Heilinstrument. Sie glauben, dass der Adler ganz und gar von der göttlichen und allwissenden Kraft des Großen Geists durchdrungen ist. Bei Heilzeremonien und Schwitzhütten werden daher Adlerfedern u.a. zur Reinigung der Aura, des Raums und des Zeremonienplatzes verwendet.

Eigenschaften

Der Adler steht für Weisheit, Klarheit, Einsicht und Stärkung des eigenen Ichs. Auch symbolisiert er Furchtlosigkeit, Überblick und Ausdehnung.

Der Adler kreist auf den Wegen des Winds – er allein kennt sie, er allein weiß, wie sie ihn zum Mittelpunkt führen.

Botschaft

Wenn der Adler Ihnen als Schutztier begegnet, heißt das, dass Sie aufgefordert sind, Mut zu fassen, um Ihre gegenwärtige Situation einmal von einer anderen Warte aus zu betrachten. Treten Sie einen Schritt zur Seite, oder machen Sie es wie der Adler:

Betrachten Sie die augenblickliche Lage einmal von oben, aus der Distanz, von weit weg. So können Sie zum Außenstehenden werden, ohne sich selbst und andere zu bewerten, Sie können ganz nüchtern und sachlich bleiben. Dadurch bekommen Sie eine neue Sicht auf die Dinge, einen neuen Eindruck; Sie können reifen.

Dabei kann Ihnen der Rat Ihrer Freunde und Mitmenschen natürlich auch helfen. Trauen Sie sich, alte Meinungen und Haltungen loszulassen, denn wenn Ihnen der Adler als Schutztier erscheint, haben Sie nichts zu verlieren. Sie können nur an Einsicht und Klarheit gewinnen.

Der Mut, alte Einstellungen loszulassen und sich für etwas Neues und gleichzeitig Höheres zu öffnen, kann Ihnen dabei helfen, ihr eigenes Selbst zu stärken und eine vielleicht verfahrene und scheinbar ausweglose Situation zu klären. Der König der Lüfte symbolisiert Stärke und Klarheit und will Ihnen durch sein Erscheinen das Gefühl vermitteln, dass Sie den Prüfungen und Herausforderungen des Lebens mit Gelassenheit begegnen können.

Jeden Tag können wir uns von neuem für eine tiefere Wahrheit unseres Selbsts öffnen. Ebenso können wir uns jeden Tag von neuem wieder dafür entscheiden, uns davor zu verschließen.

Ausblick

Die meisten Menschen sind viel stärker und belastbarer, als sie zu sein glauben. Es schlummern zahlreiche Energien und Kräfte in uns, die nur darauf warten, entdeckt zu werden, um dem Menschen dabei zu helfen, das Leben angenehmer und kreativer zu gestalten. Viele Menschen sterben, ohne jemals in Kontakt mit diesen Kräften gekommen zu sein. Trauen Sie sich das, gestehen Sie sich Ihre Größe ein.

Der Adler kann Sie aber auch darauf aufmerksam machen wollen, sich für das Leben in seiner Gänze endlich zu öffnen und mit dem Großen Geist in Kontakt zu treten. Verschließen Sie sich nicht vor den Botschaften, die der Adler als Ihr Krafttier für Sie bereithält.

Vielleicht halten Sie sich selbst für zu gering oder für nicht gut genug, um die göttlichen Botschaften und Kräfte anzunehmen und sich von ihnen durchs Leben tragen zu lassen, so, wie sich der Adler zur Sonne hinauftragen lässt, um dort dem Großen Geist von Angesicht zu Angesicht zu begegnen. Der Adler ist eine Erinnerung daran, dass auch Sie sich das Recht und die Freiheit nehmen können, frei zu sein und die Verbindung mit dem Göttlichen einzugehen.

Ameise

Die Ameise zeichnet sich durch ihre geduldige, emsige Arbeit inmitten einer Gemeinschaft aus. Selbstlosigkeit und Selbstaufopferung sind die besonderen Merkmale dieser kleinen Tiere. Ameisen dienen ihrer Königin in Hingabe und Treue und mit größtem Pflichtbewusstsein.

Bedeutung

Die Indianer und viele andere Naturvölker glauben, dass unser Leben in einen göttlichen Plan eingebunden ist. Alles, jede Begegnung sowie jede Nichtbegegnung, findet im rechten Moment statt. Dieser Glaube ist für sie durch die Ameisen, die sich durch äußerst planvolles, einem großen Ziel verbundenes Verhalten auszeichnen, symbolisiert.

Eigenschaften

Die Ameise steht in erster Linie für Fleiß und Treue. Sie arbeitet unermüdlich und von einer großen Kraft getragen zum Wohl aller Mitwesen.

Ameisen werden auch in der Bibel wegen ihres Fleißes erwähnt. Man glaubte, dass sie Witterung und Hungersnöte voraussagen konnten.

Botschaft

Haben Sie in letzter Zeit Ameisen oder gar Ameisenstraßen gesehen, dann können Sie sich beruhigt zurücklehnen und durchatmen. Auch wenn Ihr derzeitiges Arbeitsprojekt aussichtslos erscheint oder die Früchte Ihres Tuns noch nirgends zu sehen sind, können Sie getrost davon ausgehen, dass Sie bald für Ihr Engagement und Ihr Schaffen belohnt werden. Bleiben Sie ruhig, denn das Universum wird Ihnen im richtigen Moment die Hilfen und Begegnungen zukommen lassen, die für Sie notwendig sind. Darauf können Sie sich verlassen.

Ausblick

Haben Sie mehr Gottvertrauen. Leben Sie ruhig bewusster im Hier und Jetzt. Wenn Sie ungeduldig und gedanklich mehr in der Zukunft und der Vergangenheit sind, kann es passieren, dass Sie die Begegnungen und Begebenheiten übersehen, die das Leben gerade für Sie bereithält. Auch wenn Ihr Leben im Moment nicht so aufregend erscheint, wie Sie es gern hätten: Sie können davon ausgehen, dass alles so ist, wie es der Große Geist für Sie gedacht hat.

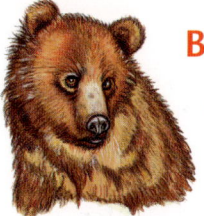

Bär

Der Bär zählt zu den von den Indianern am meisten verehrten Tieren. Eine ganz besondere Stellung nimmt er bei sibirischen Schamanen ein.

Vor einer Bärenjagd werden bestimmte Zeremonien abgehalten, um die Seele des Bären gnädig zu stimmen. Auch bei der anschließenden Bärenjagd selbst herrschen bestimmte Tabus, die streng eingehalten werden. So gibt es Stämme, bei denen während der Jagd nicht gesprochen werden darf. Andere Stämme wiederum halten nach dem Erlegen eines Bären zur Versöhnung Zwiesprache mit dessen Seele.

Der Bär ist das Symbol der Stärke und wird von den Indianern sehr verehrt. Sie assoziieren mit dem Bär unglaubliche Kraft und Intuition.

Bedeutung

Indianer und andere Naturvölker messen dem Bären eine enorme Kraft zu. Ihren Vorstellungen nach kann der Bär spüren und erahnen, wer schlecht über ihn denkt oder wer beabsichtigt, ihn zu töten. Wird ein Mensch von einem Bären übel zugerichtet oder womöglich getötet, ist das Tier also diesem lediglich zuvorgekommen.

Mit den Ritualen vor und während der Jagd soll das Tier – sei es noch lebendig oder bereits erlegt – besänftigt werden, damit es sich nicht an seinem Jäger rächt. Ein getöteter Bär wird mit größter Achtung und Verehrung feierlich bestattet. Die indianischen Jäger wissen, dass die Seele des Bären, wird ihr nicht aller Respekt zuteil, den sie erwartet, großen Schaden über die Menschen bringen kann.

Hat man die Seele des Bären aber zum Freund gewonnen, dann kann sie den Menschen ein großer Lehrer sein, und ihn bei seiner Suche hilfreich unterstützen.

Eigenschaften

Der Bär steht für Kraft, Vision, innere Weisheit und Träume. Auch die Fähigkeit, Harmonie und Ausgewogenheit zwischen Aktivität und Ruhephasen zu wahren, ist mit dem Bären als Krafttier verbunden.

Des Weiteren steht die Kraft des Bären auch für die Selbstbeobachtung und -reflektion. Denn im Winter zieht sich der Bär in seine Höhle zurück, um all die Eindrücke und Erlebnisse des vergangenen Jahrs zu verarbeiten. Diesen Rückzug nutzt er zum Ausruhen und bereitet sich zugleich auf das Frühjahr vor.

Botschaft

Ist der Bär Ihr Krafttier, so zeigt er Ihnen, dass es wichtig ist, Phasen der Aktivität, des Handelns und Unterwegsseins und Ruhephasen in der Balance zu halten. Im Winter sucht der Bär sich eine Höhle, in der er bis ins Frühjahr hinein seinen Winterschlaf hält und seinen inneren Visionen nachgeht. Wir Menschen ziehen uns – wenn überhaupt – viel zu selten zurück, um über das zu reflektieren, was wir täglich tun, wie wir dies machen und was wir tatsächlich denken. Die Möglichkeiten, uns vom Wesentlichen ablenken zu lassen, sind groß: Fernsehen, Telefon, Kino und zahlreiche andere Dinge sorgen dafür, dass wir es immer wieder aufs Neue verpassen, uns in unsere »Höhle«, unsere eigenen vier Wände, zurückzuziehen, um zur Besinnung zu kommen. Der Bär gibt Ihnen möglicherweise einen Hinweis darauf, dass es für Sie wichtig und an der Zeit sein kann, sich mal wieder ein wenig zurückzuziehen und Innenschau zu betreiben. Wenn Sie sich die Zeit zur Besinnung nehmen und in Ruhe nach Ihrer eigenen Vision Ausschau halten, ist dies gleichzeitig eine Möglichkeit, Ihren Körper ein wenig zu verwöhnen. Haben Sie eine stressige Zeit hinter sich, können Sie sich in der Zurückgezogenheit auch physisch erholen.

Der Bär als Krafttier hilft Ihnen, wieder zur Ruhe zu kommen, Ihre innere Balance wieder zu finden und schwierige Situationen zu meistern.

Ausblick

Welche Visionen hält der Große Geist für Sie bereit? Haben Sie momentan vielleicht Probleme, für die Sie nach einer Lösung suchen? Vielleicht zeigt Ihnen der Bär den Weg zu dieser Lösung. Der Bär ist ein Visionsbringer für Situationen, die uns oftmals ausweglos erscheinen. Die Größe und die Stärke des Bären verleihen Ihnen die Kraft, Schwieriges zu bewältigen und verzwickte Probleme zu lösen.

Vielleicht ist die Botschaft des Bären, dass die Hektik, mit der Sie momentan durchs Leben gehen, nicht gut für Sie ist. Er will Sie möglicherweise auffordern, darauf zu achten, sich immer mal wieder zurückzuziehen, um die nötige Ruhe zu finden, neue Energie aufzutanken und Kraft aus dem eigenen Herzen zu schöpfen.

Gehen Sie doch wieder einmal allein spazieren, und genießen Sie dabei die frische Luft und die Landschaft. Das Schweigen bei solchen Spaziergängen lässt Sie vielleicht auch die eigene innere Stimme wahrnehmen, die letztlich auf alle Fragen eine Antwort hat.

Büffel

Der Büffel ist eines der wichtigsten und gleichzeitig heiligsten Tiere. Die Verehrung, die dem Büffel entgegengebracht wird, kommt in zahlreichen Mythen, Märchen, Liedern und Gebeten zum Ausdruck. Seine Wundertaten und seine Besonderheit werden vielfältig und bildreich beschrieben. Für die Indianer ist der Büffel der Häuptling aller Tiere. Er repräsentiert die Erde, die Gesamtheit von allem, was ist.

Der Legende nach gelang den Lakota-Indianern das Überleben nur durch den Weißen Büffel. So ist er bei den Indianern eines der bedeutendsten Tiere.

Bedeutung

Den Lakota-Indianern brachte der Weiße Büffel sein Fleisch. Dadurch konnten sie überleben und mussten nicht hungern. Er schenkte ihnen auch sein Fell. Es wärmte sie, und sie mussten nicht frieren. Das größte Geschenk aber, welches den Lakota zuteil wurde, überreichte ihnen, so der Mythos, die Weiße Büffelkalbfrau. Sie kam mit der heiligen Pfeife zu ihnen und lehrte sie, richtig zu beten.

Die Pfeife spielt bei vielen Stammeszeremonien eine äußerst wichtige Rolle. Sie symbolisiert u. a. die Polarität zwischen Frau (Pfeifenkopf) und Mann (Pfeifenstiel). Nur beide zusammen können die volle Kraft der Pfeife entfalten, um schließlich den Großen Geist, wakan tanka, zu erreichen und zu ihm zu beten. Zugleich bildet der Mensch, mit den Füßen auf der Erde stehend und die Pfeife gegen den Himmel gerichtet, eine lebendige Brücke zum Großen Geist.

Eigenschaften

Der Büffel symbolisiert Eigensinn, Großzügigkeit und Schutz. Seine bedeutsamste Eigenschaft ist jedoch, dass er für den Kontakt mit der eigenen spirituellen Kraft steht.

Botschaft

Der Büffel ist ein Sinnbild für das Gebet. Ist er Ihnen als Krafttier begegnet, kann dies bedeuten, dass es für Sie an der Zeit ist, wieder mehr zu beten und im Gebet Kontakt zum Großen Geist aufzunehmen.

Der Große Geist hilft uns in schwierigen Phasen unseres Lebens, er hilft und unterstützt uns mit seiner Kraft. Und eben diese Kraft können wir durch das Gebet erfahren.

Wenn wir nicht für uns selbst beten, können wir mit unserem Gebet auch anderen Menschen helfen. Wir können den Großen Geist dadurch bitten, Not leidenden und schwachen Menschen Kraft und Energie zukommen zu lassen.

Im Kontakt mit dem Großen Geist können Sie Ihre individuellen spirituellen Kräfte entfalten.

Ausblick

Ein Gebet muss nicht unbedingt in einer Kirche vollzogen werden. Schaffen Sie sich doch selbst einen heiligen Ort, einen Ort, von dem Sie das Gefühl haben, dass der Große Geist dort wohnt. Er ist zwar überall und jederzeit präsent, es scheint jedoch in einer ruhigen Umgebung einfacher zu sein, Kontakt mit ihm aufzunehmen. Ein Park, ein Wald oder vielleicht auch ein Platz in der eigenen Wohnung sind sicher besser geeignet, als eine belebte Straßenkreuzung.

Auch gibt es Kraftplätze, die eine besonders starke Ausstrahlung haben. Dort herrscht eine sehr positive und kraftvolle Energie. An solchen Plätzen ist es wesentlich leichter, Verbindung mit bestimmten Kräften aufzunehmen, als an Orten, an denen eine schwerfällige Energie herrscht.

Letztendlich ist es sicher am sinnvollsten, der eigenen Intuition zu folgen und nach dem Herzen zu gehen. Sie werden bestimmt einen Platz finden, der Ihnen gefällt und der eine besonders starke Anziehung auf Sie ausübt. Sie sollten das Gefühl haben, dort gut aufgehoben zu sein und sich besonders gut entspannen zu können.

Der heilige Büffel lehrt den Indianern das Gebet und bringt sie somit wakan tanka, dem Großen Geist, nahe.

> Die Büffel kommen wieder,
> sagte zu mir unsere Mutter.
> Habt ihr schon gehört,
> freut euch, unsere Mutter hat es gesagt.
> Die Menschen werden die Sprache
> der Tiere und Pflanzen wieder verstehen.
> Unser Vater hat es gesagt.
> Die Toten kommen wieder,
> unser Vater hat es gesagt.
> Die Erde wird wieder neu,
> unsere Mutter hat es gesagt.
> Oh Freude.
>
> *(Lied der Sioux-Indianer)*

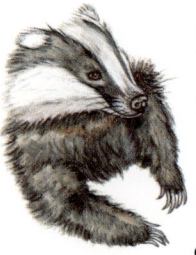

Dachs

Der Dachs ist sehr angriffslustig. Er zählt zu den Tieren, die stets schnell zornig werden und ihren Gegnern offensiv entgegentreten. Er ist sehr hartnäckig, und wenn er etwas will, dann lässt er nicht mehr los – er verbeisst sich in sein Opfer, bis er es freiwillig wieder freigibt. Der Dachs wird von vielen Tieren gefürchtet, eine Begegnung mit ihm wird eher gescheut.

Bedeutung

Es gibt viele Indianerstämme, die eine besonders enge Beziehung zum Dachs haben. Für die Heiler dieser Stämme, besonders für die Frauen, ist er das Hilfstier schlechthin. Sein Körper ist robust, und seine Krallen und Zähne sind so scharf, dass es ihm möglich ist, tief in der Erde zu graben. Dort kann er die unterschiedlichsten Wurzeln von Heilpflanzen aufstöbern. Ihrem Glauben nach kennt er die Kräuter und Pflanzen für die Medizinrezepturen wie kaum ein anderes Tier. Er weiß genau, welche Krankheit mit welchem Kraut kuriert werden kann. Er verrät den Medizinfrauen und Heilerinnen die Ingredienzen für eine Vielzahl von Heiltees und Salben. Darum bitten viele von ihnen den Dachs bei ihren Ritualen um Hilfe. Sie wissen, dass er trotz seiner Aggressivität die ernsthaft Kranken nie im Stich lässt.

Der Dachs ist der Kräuterkenner unter den Tieren. Er kennt jede Rezeptur, mit der Krankheiten geheilt werden können.

Eigenschaften

Der Dachs symbolisiert Zorn und Beharrlichkeit. Zugleich steht er aber auch für Selbstständigkeit und Führungskraft. Unter den Indianern gilt der Dachs als Kenner der verschiedenen Heilpflanzen und der Medizin. Außerdem ist er ein ausgesprochen pingeliges Tier. Seinen Bau und seine Umgebung hält er stets sehr sauber.

Botschaft

Aufwachen! Das will Ihnen der Dachs ganz deutlich sagen. Wachen Sie auf, und schaffen Sie erst einmal wieder Ordnung in Ihrem Leben. Dazu gehört, dass Sie sich nicht alles gefallen lassen sollten, sondern ruhig Stellung beziehen können. Handeln Sie entschiedener, und stehen Sie zu Ihren Projekten.
Durch seine Zielstrebigkeit und seine Beharrlichkeit kann der Dachs Ihnen zeigen, dass Sie nicht beim ersten Misserfolg

aufgeben sollten. Dies gilt besonders, wenn es darum geht, Ihr Projekt anderen gegenüber zu rechtfertigen. Der Dachs als Krafttier kann Sie bestärken und Ihnen dabei helfen, nicht in der Planung stecken zu bleiben und bereits angefangene Dinge zu Ende zu führen.

Natürlich sind solche Eigenschaften wie bedingungslose Kompromisslosigkeit und fehlende Kooperationsbereitschaft nicht gern gesehen. Möglicherweise wird man Sie für sehr egoistisch halten, und das ist keine Eigenschaft, mit der man sich bei seinen Mitmenschen beliebt machen kann.

Vielleicht gelingt es Ihnen ja, Ihre Unternehmungen durchzuziehen, ohne deswegen über Leichen zu gehen. Vielleicht können Sie ja auch an Ihr Ziel kommen, wenn Sie gleichzeitig an das Wohl der anderen denken. Wenn es Ihnen nämlich gelingt, Ihre Dachsfähigkeiten – Beharrlichkeit und Durchhaltevermögen – sinnvoll und umsichtig einzusetzen, sind Sie eine gute Führungspersönlichkeit. Als zusätzliche Qualität stellt sich dann ein, dass Sie darüber hinaus auch gut mit Geld und Zeit umgehen können. Es kann natürlich auch sein, dass Sie sich drücken und alle möglichen Hebel in Bewegung setzen, um sich ja nicht Ihrer Verantwortung, die das Leben und der Große Geist Ihnen abverlangen, zu stellen. Wenn Sie vor sich hin leben und immer nur davon träumen, die Welt zu retten oder großartige Projekte ins Leben zu rufen, dann kann der Dachs für Sie die Aufforderung bedeuten, endlich aufzuwachen. Übernehmen Sie endlich die Verantwortung für Ihr Leben. Werden Sie sich bewusst, wie wichtig dies ist; denn die Welt braucht verantwortungsbewusste und aktive Menschen. Der Dachs steht Ihnen zur Seite und wird es Ihnen lohnen.

Die Kraft des Dachses steht allerdings auch für gutes Zeitmanagement – und das kann bei der erfolgreichen Durchführung von Projekten nie schaden.

Der Dachs zeigt Ihnen, dass ein Fehler nicht gleich das Ende bedeuten muss. Er hilft Ihnen, Ihre Ziele und Pläne mit Ausdauer zu verfolgen und sich nicht vom Weg abbringen zu lassen.

Ausblick

Bleiben Sie sich selbst treu! Auch wenn andere Ihnen Ihr Projekt schlecht machen wollen oder Ihnen die schlimmsten Prophezeiungen mit auf den Weg geben – vergessen Sie die Zweifel der anderen, und gehen Sie Ihren eigenen Weg beharrlich weiter. Folgen Sie Ihrer Vision! Kämpfen Sie für das, was Ihnen wichtig ist und was Sie für notwendig halten. So wie es der Dachs tut.

Delphin

Der flinke, lebhafte und meist in großen Gruppen lebende Delphin zählt zweifelsohne zu den intelligentesten Tieren überhaupt. Er kann sich mit Hilfe akustischer Signale verständigen. Neben seiner großen Intelligenz und seiner Umsicht Artgenossen gegenüber, zeichnet ihn auch sein besonderer Kontakt zu den Menschen aus. Schon viele Male haben Delphine Menschen vor dem Ertrinken gerettet. Auch spezielle Therapien mit Delphinen werden inzwischen bei Autismus oder Kontaktstörungen erfolgreich angewendet. In der griechischen Mythologie galt er als das heilige Tier von Apollo, Dionysos und Aphrodite, die nach ihrer Geburt von einem Delphin an Land gebracht wurde.

Schon Sagen der Griechen, Römer und Maori und christliche Legenden schildern, wie Delphine mit Badenden spielten und viele Menschen aus Seenot retteten.

Bedeutung

Der Delphin ist das Symbol für den Atem und damit gleichzeitig für das Leben. Wir können zwar relativ lange ohne Nahrung überleben, und es ist uns auch möglich, für eine gewisse Zeit auf Flüssigkeit zu verzichten. Aber wenn der Körper keinen Sauerstoff mehr bekommt, dann muss der Mensch schon nach kurzer Zeit sterben. Die Indianer sehen im Atem die wichtigste Medizin des Delphins. Denn im Atem zeigt sich auch wakan tanka, der Große Geist.

Eigenschaften

Außer dass der Delphin für den Atem und das Leben steht, symbolisiert er auch Aufmerksamkeit, Harmonie und Verständigung sowie Weisheit. Auch Gemeinschaft und gegenseitige Hilfe kennzeichnen den Delphin.

Botschaft

Der Delphin macht mit seinem Erscheinen darauf aufmerksam, dass jeder Atemzug ein Geschenk des Lebens ist, und dass wir mit jedem Atemzug in Verbindung mit dem Großen Geist treten können. Haben Sie dies in letzter Zeit vielleicht vergessen? Wenn Sie aus den Augen verloren haben, dass Ihr Leben endlich ist, dann wird es Zeit, zu erwachen und das Geschenk, nämlich ihr Leben, zu nutzen. Dabei kann Ihnen bewusstes Atmen sehr helfen. Der Atem stellt das natürlichste Mittel dar, dass wir zu Verfügung haben, um mit dem Großen Geist und den universalen Kräften in Kontakt zu treten. Meister und Heiler aus Ost und West wissen dies seit Jahrtausenden. Für jede Meditation oder Bewusstseinsübung ist richtiges Atmen von größter Bedeutung. Mit Hilfe bestimmter Atemtechniken können wir noch viel direkter mit den göttlichen Kräften in Verbindung treten, als es über Stimulanzien wie halluzinogene Mittel der Fall ist.

Der Delphin, Hüter des heiligen Atems, lehrt uns, wie wir durch den Atem Anspannungen abbauen können. Es gibt Atemtechniken, mit deren Hilfe wir Blockaden lösen, mit tiefen Emotionen in Kontakt kommen und die Konzentration steigern können (siehe Seite 124ff.).

Der Delphin möchte Sie einladen, sich Ihrem Atem bewusster hinzugeben, um sich von vergangenen Gefühlen und Verletzungen zu lösen und sich dem Leben mit neuer Kraft zu öffnen.

Atmen bedeutet auch Leben. Lernen Sie, bewusst zu atmen und somit auch bewusster zu leben. Der Delphin hilft Ihnen dabei.

Ausblick

Nutzen Sie die Kraft des Atems, um Antworten auf Fragen zu bekommen, die Ihnen schon länger durch den Kopf gehen. Vielleicht findet sich die eine oder andere Lösung, die Ihnen bislang nicht für möglich erschien. Durch den Atem offenbaren sich die Antworten des Großen Geists, wakan tanka. Er fordert Sie auf, die Hindernisse mit Gottvertrauen zu überwinden. Der Atem ist so etwas wie eine Zapfsäule für Lebenskraft. Er belebt den Körper bis in jede Zelle, erfrischt den Geist und versorgt Sie mit neuer Energie.

Durch die Lebensenergie, die mit dem Atem durch uns fließt, können wir auch viele Inspirationen empfangen. Der Delphin will Ihnen sagen, dass Sie durch bewusstes Atmen alle Antworten auf Ihre Fragen finden. Und wenn Sie sich allein fühlen, dann atmen Sie die Kraft der Verbindung mit allen Wesen ein. Sie spüren, dass Sie niemals wirklich von anderen getrennt waren.

Hinweis

Um sich mit verschiedenen Atemtechniken vertraut zu machen, empfiehlt es sich, einige Stunden bei einem erfahrenen Atemtherapeuten zu nehmen. Auch viele Volkshochschulen bieten Atemkurse an, in denen Sie qualifiziert angeleitet werden. Auf diese Weise ist gewährleistet, dass Sie die Techniken auch wirklich richtig erlernen. Falsch ausgeführte Übungen schaden nämlich mehr, als sie nutzen.

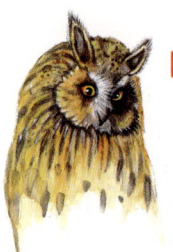

Eule

In den europäischen Kulturen ist der nachtaktive Vogel seit alters ein Symbol für Wissen und Weisheit. Die Eule wurde aber immer auch schon im Zusammenhang mit Unglück und Tod gesehen. In der griechischen Mythologie ist sie das heilige Tier der Athene.

Bedeutung

Für die Pawnee-Indianer ist die Eule ein Zeichen des Schutzes. Andere Stämme glauben an die besondere Heilkraft der Eule. Wieder andere fürchten sie und sehen in ihr die Botin des Todes. Ihr Schrei wird als Schrei des Schicksals bezeichnet. Die Indianer Südamerikas glauben, dass ein Verwandter stirbt, wenn man ihren Schrei laut und deutlich vernimmt.

Die Eule hat vielerlei Bedeutungen. Das Gute und das Böse ruhen gleichzeitig in ihr. Sie ist jedoch äußerst geschickt, sieht und hört alles.

Allen Stämmen gemeinsam ist jedoch die Einsicht, dass die Eule eine geschickte Jägerin ist und dass ihren scharfen Augen und ihren feinsinnigen Ohren nichts entgeht. Darum trägt sie auch den Namen »Adler der Nacht«.

Im Gegensatz zu Adlerfedern, die als heilend gelten und ein elementares Werkzeug vieler Krankenheilungen sind, werden Eulenfedern von Heilern und Medizinmännern prinzipiell nicht verwendet. Ihre Federn werden stattdessen bevorzugt von Hexen eingesetzt und stehen in einem engen Zusammenhang zur Magie, schwarzer wie weißer.

Hexen verfügen, so die Vorstellung, über die Kraft der Eule, und nicht immer verwenden sie diese zum Wohl anderer.

Eigenschaften

Wie alles, so hat auch die Eule zwei Seiten. Sie steht neben der Magie, im negativen Sinn verstanden, auch für Weisheit. Die Eule sieht, was sich den Blicken anderer entzieht. Sie deckt auf und erkennt auch dort noch etwas, wo von anderen nichts mehr vermutet wird.

Botschaft

Sollte Ihnen die Eule begegnet sein, dann lassen Sie die Finger von Magie, auch wenn diese noch so anziehend und exotisch auf Sie wirkt.

Während Naturvölker, vor dem Hintergrund jahrhundertealter Traditionen, den Umgang mit Magie beherrschen, ist er hier vie-

len Menschen fremd. Im Zuge der wachsenden Popularität eso-
terischer Ideen sind in den vergangenen Jahren viele Europäer
mit schamanistischen Praktiken in Berührung gekommen. Sie
wurden in magische Rituale eingeweiht, ohne sich den Kräften,
die durch solche Rituale freigesetzt werden können, wirklich bewusst zu sein. Häufig sind wir gar nicht in der Lage, diese Energien und Kräfte überhaupt wahrzunehmen. Eines muss unmiss-
verständlich klar sein: Bei magischen Praktiken handelt es sich
weiß Gott nicht um ein Spiel. Seien Sie deshalb bitte vorsichtig!
Auch wenn Sie die Auswirkungen vielleicht nicht unmittelbar
spüren, sollten Sie sich unbedingt vor Augen halten, dass diese
Kräfte wirken.

Ausblick

Wenn Ihnen die Eule als Krafttier erschienen ist, dann kann sie
für eine tiefe Einsicht stehen, die Ihnen zuteil geworden ist oder
Ihnen bald zuteil wird. Wissen Sie noch nicht, worum es sich
handeln könnte, dann achten Sie in nächster Zeit auf Ihre Träume. Vielleicht haben Sie auch ein Gespür für Dinge, die andere
Menschen nicht wahrnehmen. Achten Sie mehr auf ihre Intuition, dann wird Ihr Leben einfacher werden und einen natürli-
chen Fluss bekommen.

*Die Eule als Kraft-
tier weist Ihnen den
Weg, das Leben zu
genießen und wichti-
ge Dinge aus dem
Gefühl heraus zu
entscheiden.*

Eule!
Ich habe dir ein Opfer bereitet.
Ich lasse Rauch für dich aufsteigen.
Gib meinem Körper neue Kraft.
An diesem Tag nimm deinen Bann von mir.
Du hast ihn fortgenommen von mir
weit fort von mir.
Heute werde ich gesund.
Mit klarem Geist werde ich fortgehen und
in Schönheit möge ich wandern.
Schönheit sei vor mir.
Schönheit sei hinter mir.
Schönheit sei unter mir.
Schönheit sei über mir.
Schönheit umgebe mich auf all meinen Wegen.
In Schönheit ist es vollendet.

*(Gebet an den Eulengott,
Nachtgesang der Navajo)*

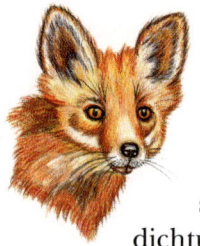

Fuchs

In unserem Kulturkreis sind die Eigenschaften, die mit dem Fuchs verbunden werden, Schläue, Durchtriebenheit und auch Hinterlist. Der schlaue Fuchs ist sogar sprichwörtlich. Auch in vielen Fabeln und Tierdichtungen ist Meister Reinecke eine zentrale Gestalt.

Bedeutung

In indianischen Mythen und Märchen spielt der Fuchs ebenfalls eine wichtige Rolle. Bei den Indianern ist er allerdings in erster Linie wegen seiner außergewöhnlichen Intelligenz und seiner scharfen Beobachtungsgabe beliebt und bekannt. Die Medizinmänner der Hopi tragen bei traditionellen Heilungszeremonien Fuchsfelle. Dahinter steht die Vorstellung, sich dadurch mit der Scharfsinnigkeit und Klarsicht des Fuchses auszustatten, um so die Missstände deutlich erkennen zu können, die sonst verborgen bleiben würden. Der Fuchs steht auch für Schnelligkeit, und die ist während einer Heilungszeremonie oft gefordert.

Die Indianer hoffen, dass sich die Intelligenz des Fuchses auf sie überträgt, um so u. a. Krankheiten schneller erkennen und heilen zu können.

Ähnlich wie das Chamäleon besitzt der Fuchs eine enorme Anpassungs- und Wandlungsfähigkeit. Sie ermöglicht es ihm, seine Umgebung genau wahrzunehmen und zu erfassen, ohne selbst gesehen zu werden. Somit hat der Fuchs Helfer und Verbündete im Wald, die ihn dabei unterstützen, unerkannt zu bleiben: Das Unterholz, in dem er verschwindet, ebenso wie das Laub, dass ihm Kraft und Schutz gibt. Die Natur unterstützt ihn und bietet ihm das ganze Jahr hindurch viele Möglichkeiten, sich vor seinen Feinden zu schützen. Nicht viele Tiere besitzen die Gabe, mit ihrer unmittelbaren Umgebung regelrecht zu verschmelzen, um so unbemerkt und in aller Ruhe die Geschehnisse zu beobachten und zu sehen, was die anderen tun. Diese Anpassungsfähigkeit und diese Beobachtungsgabe sind es, die die Indianer am Fuchs schätzen, und darin möchten sie es ihm gleichtun.

Wird der Fuchs trotz aller guten Tarnung doch von seinem Feind entdeckt, dann ist ihm keine Mauer zu hoch und kein See zu groß, um sein eigenes Leben zu retten. Sein starker Überlebenswille zeichnet ihn also zusätzlich aus.

Es gibt Stämme, bei denen den Frauen die Kraft des Fuchses zugeschrieben wird. Es herrscht die Vorstellung, dass Frauen sich in Füchse verwandeln können, um dann ganz unbemerkt den Dingen auf den Grund gehen zu können.

Sie können die Verwandlung aber auch dazu nutzen, einen Mann zu erobern, der ihnen gefällt. Wenn Indianer von einer fuchsroten Frau sprechen, dann empfinden sie diese Frau als besonders attraktiv, erotisch und weiblich, gleichzeitig aber auch als listig und berechnend.

Eigenschaften

Außer für Anpassungsfähigkeit, Schnelligkeit, List und scharfe Beobachtungsgabe steht der Fuchs auch für Willensstärke sowie für kreative sexuelle Energie.

Botschaft

Wenn Ihnen der Fuchs begegnet ist, will er Sie darauf aufmerksam machen, dass Sie keine Angst vor Ihrer Sexualität zu haben brauchen, sondern sie leben und genießen dürfen.

Des Weiteren kann der Fuchs Ihnen auch ans Herz legen wollen, Ihre Mitmenschen objektiv und ohne wertende Beurteilung einfach in Ruhe zu beobachten. Wenn Sie Situationen betrachten können, ohne diese jedes Mal gleich zu bewerten, ergibt sich eher die Möglichkeit, souverän damit umzugehen und vorschnelle Entscheidungen zu vermeiden.

Mit der gleichen Beobachtung, mit der Sie andere Menschen betrachten, können Sie auch Selbstreflexion betreiben. Versuchen Sie, Ihren persönlichen Umgang mit Ihren Mitmenschen zu beobachten: Gehen Sie mit anderen genauso gut um, wie Sie es sich selbst wünschen? Achten und respektieren Sie Menschen auf die gleiche Art und Weise, wie Sie selbst es fordern? Denn leider fordern wir oft mehr, als wir selbst bereit sind, zu geben.

Vielleicht lehrt der Fuchs Sie auch nicht nur, die Situation richtig einzuschätzen. Vielleicht will er Sie auch darauf aufmerksam machen, mehr auf Ihre Intuition zu achten und ihr öfter zu folgen. Nur Mut, trauen Sie Ihren eigenen Augen und Ihrem Herzen, und gehen Sie den Weg des Friedens. Wakan tanka ist immer bei Ihnen.

Ausblick

Vielleicht klärt sich eine Situation, die verfahren erscheint, und Sie bringen alles wieder ins Lot. Es ist die Kunst des Fuchses, zu beobachten, ohne Aufsehen zu erregen. Es wird auch Ihnen helfen, Ihre Mitmenschen besser einzuschätzen und von ihnen zu lernen, wenn Sie sie nicht voreilig verurteilen.

Der Fuchs als Schutztier hilft Ihnen dabei, sich Situationen und Menschen in Ruhe zu betrachten und erst dann ein Urteil zu fällen. Er verhilft Ihnen zu mehr Gerechtigkeit.

Hund

Fast alle Indianerstämme hatten Hunde. Sie waren für die Indianer Freunde. Die Hunde mit ihren feinen Ohren und der guten Spürnase gaben Warnsignale, sobald sich Gefahr näherte. Des Weiteren halfen die Hunde den Menschen bei der Jagd oder trieben Tiere zusammen. Sie erleichterten so den Alltag, und in den kalten Nächten wärmten sie die Indianer. Und obwohl die Hunde wild waren und es sich nicht um reinrassige Tiere handelte, waren sie stets loyal und ihren Herren immer treue Diener.

Bedeutung

Der Hund ist ein sicheres Zeichen für das Dienen – und das zum Wohl der anderen. Auch in Europa haben Hunde dem Menschen als Lebensretter gedient. Ihre feinen Nasen haben gerade bei Lawinen oder in Gegenden, wo Verschüttete zu bergen waren, unzähligen Menschen das Leben gerettet.

Hunde sind in vielen Kulturen bekannt und beliebt für ihre aufopfernde und loyale Haltung gegenüber ihrer Bezugsperson.

Eigenschaften

Der Hund ist nicht nur ein Wächter. Er schützt auch Geheimnisse, wie z. B. Anubis, der Schakalhund, der im alten Ägypten verehrt wurde. Hunde werden wegen ihrer Treue in allen Kulturen geliebt und geschätzt.

Botschaft

Wenn Ihnen der Hund begegnet, kann dies ein Zeichen dafür sein, dass sich jemand verletzt fühlt. Er glaubte, sich auf Sie verlassen zu können, hat sich dann aber allein oder im Stich gelassen gefühlt. Oder aber Sie sind in einer Situation, in der Sie Hilfe brauchen. Doch Sie tun so, als ob Sie alles im Griff hätten und versuchen, sich wie ein einsamer Wolf durchzuschlagen.

Ausblick

Das Leben ist ein ständiges Geben und Nehmen. Scheuen Sie sich nicht, Ihre Freunde um Rat zu fragen, wenn Sie das Gefühl haben, allein nicht mehr weiter zu kommen. Genauso gut können Sie aber auch Ihren Freunden oder Ihrer Familie wieder das Gefühl geben, dass Sie sich wirklich für sie interessieren. Zeigen Sie ihnen, dass Sie sie behüten und beschützen wollen, dass Sie für sie da sind – was immer auch passiert.

Kolibri

Unter allen Vögeln ist der Kolibri ein ausgesprochener Exot. Von diesem kleinen Vogel mit seinem wunderbar metallisch schimmernden Gefieder und seinen langen, spitzen Flügeln geht eine besondere Faszination aus.

Bedeutung

Seine einmalige Art zu fliegen, sei es rückwärts, vorwärts, nach oben oder nach unten, sowie seine Fähigkeit, vor einer Blume regelrecht her zu tanzen, führten dazu, dass viele Indianerstämme dem Kolibri magische Fähigkeiten zusprechen. Sein Flügelschlag klingt anders als der anderer Vögel. Indianer assoziieren diesen Klang mit Musik. Legenden zufolge beschwört die Musik des Kolibris die Liebe herauf und öffnet die Herzen. Kein Wunder also, dass Kolibrifedern für Liebeszauber verwendet werden. Für die Pueblo-Indianer öffnet der Kolibri, der auch für Kraft und Regen steht, nicht nur die Herzen, sondern schenkt den Menschen außerdem den Sinn für Heiterkeit und Frohsinn. Der Regen, so die Vorstellung, wird durch den Kolibri gebracht.

Für andere Stämme wiederum weckt das Lied des Kolibris die Medizinblumen auf. Die Blumen würden diesen kleinen Vogel besonders lieben, weil er von Blüte zu Blüte tanze und die Pollen in einer sehr spielerischen Weise verbreite. Manche Indianer meinen auch, dass viele Blumen besonders für den Kolibri so schön und lieblich duften. Auf diese Art und Weise würden sie sich bei ihm für seinen Tanz bedanken.

Zeigt sich Ihnen ein Kolibri im Traum, dann verheißt das nur Gutes. Der kleine, heitere Vogel verbreitet Freude und Harmonie.

Eigenschaften

Der Kolibri symbolisiert die Liebe, die Heiterkeit und die Musik. Auch steht er für Lebenslust und Harmonie. Die ihm zugedachten Eigenschaften sind positiv und von Leichtigkeit getragen.

Botschaft

Begegnet Ihnen als Krafttier der Kolibri, dann zählen Sie wahrscheinlich zu den Menschen, die das Leben in vollen Zügen genießen und die Feste feiern, wie sie fallen.

Sollten Sie jedoch in letzter Zeit vielleicht so viel gearbeitet haben, dass Sie Ihrer sinnenfrohen, lebensfreudigen Seite nicht mehr nachgegangen sind, dann wird es höchste Zeit, das Leben wieder mehr zu genießen. Lassen Sie den Alltag einfach einmal los, der Genuss kann schon in einem guten Essen mit lieben Freunden liegen. Lassen Sie sich einmal richtig verwöhnen – oder sogar verführen.

Ausblick

Der Kolibri ist ein Zeichen dafür, dass das Leben viele Freuden für Sie bereithält und dass Sie nur zuzugreifen brauchen. Der Große Geist schenkt Ihnen jetzt die Zeit dazu. Und laden Sie Ihre Mitmenschen ein, daran teilzuhaben.

Der Kolibri steht sinnbildlich für Musik. Vielleicht sollten Sie wieder mehr Musik hören, in ein Konzert oder zum Tanzen gehen. Tanzen Sie durch das Leben, so wie der Kolibri vor den Blüten auf und ab tanzt.

Pferd

Als die spanischen Entdecker nach Amerika kamen und neben vielen anderen Neuerungen auch das Pferd mitbrachten, veränderte sich das Leben der Indianer grundlegend. Im 16. Jahrhundert gelangte dieses Tier von Mexiko nach Nordamerika. Bis dahin hatten viele Indianerstämme als Nomaden gelebt, die umherzogen und ihre Nahrung immer nur in unmittelbarer Nähe erjagen konnten.

Ihre Kriege führten sie stets im direkten Nahkampf, und sie waren auch nicht in der Lage, größere Distanzen schnell zurückzulegen. Mit Pferden wurden die Plain-Indianer nun zu Reiternomaden. Sie jagten auf Pferden riesige Bisonherden.

Zu den bekanntesten Reitervölkern zählen Sioux-, Cheyenne- und Blackfoot-Indianer.

Das Pferd hatte in vielen Religionen eine große Bedeutung. Es galt als Amme des Menschen und wurde oft als Träger der Seelen Verstorbener betrachtet.

Bedeutung

Das Pferd machte die Indianer zu starken, berittenen Jägern und Kriegern, die ihren Feinden ganz anders begegnen konnten. Je mehr Pferde ein Stamm besaß, desto stärker war er und desto gewisser war ihm der Sieg über einen anderen Indianerstamm. Somit steht das Pferd für Stärke, aber auch für Reichtum und Einfluss.

Des Weiteren ermöglichte es den Indianern, auf größere und erfolgreichere Jagdzüge zu gehen und für die oftmals langen und eiskalten Winter vorzusorgen. Das Pferd schenkte ihnen mehr

Freiheit und Wohlstand, und ihre Überlebenschancen wurden deutlich größer. Die Indianer begegnen dem schnellen Vierbeiner mit sehr viel Respekt und großer Liebe, auch weil sie nicht vergessen haben, um wie vieles leichter ihr Leben durch das Pferd als Nutztier geworden ist.

Eigenschaften

Indianer verstehen das Pferd als Symbol für Schnelligkeit, Energie, Mobilität und Freiheit des Geists. Auch Ausdauer, Stärke und Verantwortung, die aus der Freiheit erwächst, werden ihm zugeschrieben.

Botschaft

Begegnet Ihnen als Krafttier ein Pferd, so können Sie dies als Aufforderung verstehen, die eigene Freiheit zu suchen. Dies muss nicht notwendigerweise bedeuten, sich aus sämtlichen Strukturen zu lösen. Unsere Freiheit beginnt tief in uns selbst. Achten Sie einfach mehr auf Ihre individuellen, eigenen Bedürfnisse und darauf, was Ihnen gut tut.
Befreien Sie sich von Süchten und Abhängigkeiten! Sie selbst haben es in der Hand, sich für oder gegen etwas zu entscheiden.

Das Pferd bedeutet, mehr für sich selbst zu tun, auf seine eigenen Wünsche zu achten, sein Leben lebenswert zu gestalten.

Ausblick

Ihr Geist und Ihr Wille sind freier als es ihnen zunächst erscheinen mag. Sie können sich über Ihre Abhängigkeiten hinwegsetzen, und Sie sind selbst in der Lage zu entscheiden, was Sie hinter sich lassen wollen, um sich ganz neuen Horizonten zu öffnen. Nutzen Sie die Stärke, die Ihnen das Pferd verleiht. Scheuen Sie die damit verbundene Verantwortung nicht! Befreien Sie sich, und befreien Sie Ihren Geist, dann kann er Sie zu anderen Ebenen tragen.
Das Pferd will Sie vielleicht auch an die Eigenverantwortung erinnern. Leben Sie Ihre Visionen? Kennen Sie den Grund für Ihr Dasein? Viele Menschen scheuen eine tiefere Auseinandersetzung mit sich selbst. Denn wenn wir uns mit uns auseinander setzen, erkennen wir auch die Verantwortung, die wir unserem Körper, der Seele und dem Geist sowie allen Mitmenschen und der Erde selbst gegenüber haben.
Wenn Ihnen das Pferd begegnet, hat der Große Geist Sie auch mit der Kraft ausgestattet, diese Verantwortung zu übernehmen, denn wakan tanka mutet nur das zu, was man auch erfüllen kann.

Rabe

Der Rabe spielt in den Mythen und Legenden vieler Kulturen eine sehr wichtige Rolle. Er gehört zu den Tieren, denen stets große Macht zugeschrieben wird. Oft wird zum Ausdruck gebracht, dass er eine helle und auch eine dunkle, rabenschwarze Seite hat.

Bedeutung

In nordamerikanischen Mythen wird der Rabe als der Vogel beschrieben, der das Sonnenlicht stahl, um die Finsternis zu erhellen. Für viele Stämme versinnbildlicht der Rabe den Lichtbringer. Das Schwarz seines Federkleids steht für sie also nicht für Schlechtes oder gar Böses, sondern vielmehr für den Teil, der sich in die Dunkelheit und in das Unbekannte wagt, um die tatsächliche Wahrheit zu finden. Der Rabe ist ein ewig Suchender auf dem spirituellen Pfad. Und er ist derjenige, der von seinen spirituellen Reisen immer etwas mitbringt, das zu weiterem Wachstum verhilft.

Viele Stämme wiederum sehen in ihm auch etwas anderes, nicht nur ein Wesen, welches Glück und Licht bringt. Sie begegnen ihm mit einer gewissen Ehrfurcht, weil er für sie ambivalent ist und sowohl Gutes als auch Böses bringen kann.

Dieser schwarze Vogel gilt des Weiteren als Träger der Magie. Es gibt Stämme, die glauben, dass sich ihr Medizinmann in einen Raben verwandelt, um in dieser Gestalt auf Seelensuche zu gehen und in andere Welten zu reisen.

Raben sind anpassungsfähige, neugierige Vögel. Diese Eigenschaften zeichnen auch das Krafttier aus.

Eigenschaften

Hellsichtigkeit, Magie und Mystik werden mit dem Raben verbunden. Desgleichen versinnbildlicht er auch Erkenntnis nach Suche und tiefer Einsicht und gilt als mit heilender Energie ausgestattet.

Botschaft

Falls Sie in der letzten Zeit der durchdringende Schrei des Raben berührt haben sollte, dann ist dies ein sicheres Zeichen dafür, dass Sie dabei sind, sich auf Ihrem spirituellen Weg zu entwickeln und Fortschritte zu machen.

Der Rabe, der für Mystik, aber auch für Einsichten steht, ist der Vermittler der Ganzheit des Großen Geists, wakan tanka. Er ist ein Heilbringer und will Ihnen vermitteln, dass Sie auf dem richtigen Weg sind. Als Medizintier schamanischer Rituale symbolisiert der Rabe die zeremonielle Magie. Er besitzt sogar die Fähigkeit, in deren Abwesenheit zu heilen. Er ist der Lenker des Heilzaubers. Der Rabe kann die heilende Energie zwischen dem Ort der Zeremonie und dem Ort, auf den diese Energie ausgerichtet ist, hin und her transportieren. Wenn ein Mensch, der Ihnen nahe steht, krank ist und Sie nicht wissen, was Sie für ihn tun können, dann schließen Sie ihn in Ihr Gebet ein. Der Rabe wird Ihre heilenden Gedanken zu dem Kranken schicken und seine Heilung unterstützen.

Vielleicht spüren Sie aber auch instinktiv die Traurigkeit und Einsamkeit eines Menschen in Ihrer Umgebung. Wenn Sie in einer Meditation Liebe und gute Gedanken auf diesen Menschen richten, dann wird er das Gefühl der Traurigkeit und des Verlassenseins verlieren. Nutzen Sie die Heilenergie, die der Rabe Ihnen vermitteln will, denn die Kraft der Gedanken ist stärker, als uns bewusst ist.

Der Rabe ist Vermittler der Energien. Er hat die Fähigkeit, Ihre Wünsche für einen anderen Menschen genau dieser Person zu überbringen.

Ausblick

Der Rabe ist ein Hinweis darauf, dass Sie sich der heilenden Magie des Lebens und des Großen Geists, wakan tanka, stärker öffnen dürfen. Trauen Sie sich ruhig, auf Ihrem spirituellen Weg weiterzugehen wie bisher. Sie werden die richtigen Einsichten im rechten Moment haben und wissen, welchem spirituellen Lehrer Sie sich anvertrauen können und bei wem ein wenig Vorsicht geboten ist.

Schildkröte

Die Schildkröte ist sehr urtümlich und kann bis zu 300 Jahre alt werden. Auf die Menschen übt dieses Reptil seit jeher eine große Anziehung aus. In der chinesischen Kosmologie zählt die Schildkröte zu den fünf heiligen Tieren, im Hinduismus wird sie als eine Inkarnation des Gottes Vischnu verehrt.

Bedeutung

Für die nordamerikanischen Indianer hat die Schildkröte eine so wichtige Stellung, dass sie den amerikanischen Kontinent nach ihr benannt haben: Turtle Island – Schildkröteninsel.

Zahlreichen Mythen zufolge wurde die Erde auf dem Rücken der Schildkröte erschaffen. Bei den Irokesen und Zuni ist die Schildkröte das Totemtier. Sie ist das älteste Symbol für die Erde und die Personifizierung der mütterlichen Gottheit und ihrer Energie. Und sie ist die Trägerin uralten Wissens. In ihrem Innersten birgt sie sämtliche Geheimnisse und magischen Praktiken, die den Menschen zur Weisheit führen können. In uns allen wohnt dieses Wissen. So wie die Buddhisten sagen, dass jeder Mensch ein Buddha, also ein Erleuchteter ist, glauben die Indianer, dass jeder Mensch das uralte Schildkrötenwissen in sich trägt, aber nicht immer Zugriff darauf hat.

Aus dem Panzer kleiner Schildkröten stellen Indianer Rasseln her. Durch den regelmäßigen Takt der Rasseln gelingt es ihnen, in einen anderen Bewusstseinszustand einzutreten und Kontakt zu diesem uralten Wissen aufzunehmen.

Eigenschaften

Die Schildkröte als Krafttier zeigt Ihnen den Weg, Stärke zu zeigen, auch einmal etwas ablehnen zu können, nicht alles an sich heran zu lassen.

Außer für das uralte Wissen steht die Schildkröte für Beständigkeit und Unsterblichkeit. Sie ist das Sinnbild für Schutz und die Hüterin von Mutter Erde.

Botschaft

Häufig schaffen wir uns Problemsituationen, die völlig überflüssig sind. Sie halten uns davon ab, in unsere eigene Tiefe zu gehen, um wirklich zu uns zu finden und uns an unser uraltes Wissen anzubinden. Doch gerade dieses innere Wissen ist eine große Unterstützung in unserem Leben und auf unserem spirituellen Weg und hilft uns, den Alltag besser zu bewältigen.

Vielleicht sollten Sie einmal ein Seminar besuchen, in dem mit Rhythmen und Trommeln gearbeitet wird. Es kann gut möglich sein, dass Sie sich gerade in einer Phase befinden, in der Sie leichter Zugang zu Ihrem Wissen herstellen können, als dies zu anderen Zeiten möglich ist.

Ein weiteres Merkmal der Schildkröte ist ihr dicker, unverletzlicher Panzer. Dieser Panzer bietet ihr Schutz vor Verletzungen. Vielleicht werden Sie von anderen Menschen verletzt und wissen nicht recht, wie Sie sich abgrenzen und davor schützen können. Die eigene Grenze zu ziehen und die anderer Menschen zu respektieren, ist sehr wichtig. Viele Menschen haben Schwierigkeiten, ein klares Nein zu äußern. Sie lassen es zu, dass andere ihre Grenzen überschreiten und sie nicht achten. Das Ziehen eigener Grenzen befähigt Sie auch dazu, sich nicht permanent mit anderen Menschen und deren Problemen zu beschäftigen und sich in deren Angelegenheiten zu verstricken. Außerdem ist eine konsequente Grenzziehung auch hilfreich für andere und hat nichts damit zu tun, ein Egoist zu sein. Bitten Sie die Schildkröte um Rat, wie Sie dieses am besten tun können.

Die Indianer sagen, dass wir uns selbst von unserem Wissen abschneiden, uns vor unserer Eigenverantwortung und unserer eigentlichen Lebensaufgabe hier auf der Erde drücken. Wir schaffen uns immer wieder Lebensumstände, die schwierig, kräftezehrend und scheinbar unlösbar sind. Dadurch vergeuden wir unnötig Zeit und Lebensenergie. All diejenigen, die irgendwann angefangen haben, sich dem uralten spirituellen Wissen der Schildkröte zu öffnen, vertrauen aus tiefster Seele darauf, dass alles stets zu einem Besseren hin veränderbar ist. Dies fordert uns jedoch die Entscheidung ab, die Dinge genau anzusehen und Verantwortung für unser Denken und Handeln zu übernehmen.

Ausblick

Die Schildkröte bewegt sich mit Seelenruhe an Land und im Wasser. Nichts scheint sie wirklich aus der Ruhe bringen zu können. Wenn sich Ihnen die Schildkröte an Land zeigt, dann ist Sie ein ernst zu nehmender Hinweis darauf, dass Erdung notwendig ist. Mit ihrer langsamen Gangart zeigt sie, wie wichtig es ist, trotz allen spirituellen Wissens und der Verbindung zum Großen Geist, auf dem Boden der Tatsachen zu bleiben. Vielleicht haben Sie in letzter Zeit zu viel geträumt und den Bezug zur Realität verloren. Befinden Sie sich zu sehr in einer phantastischen Ideenwelt statt mit beiden Füßen auf der Erde? Gehen Sie weniger traumtänzerisch durchs Leben, und führen Sie Ihre Schritte langsam und bedächtig aus.

Die Schildkröte im Wasser steht für Reinigung und dafür, mit dem Leben und der Spiritualität im Fluss zu sein. Lassen Sie Ihre Gedanken und Gefühle ruhig zu! Dadurch können Sie sich von alten Lasten und Schmerzen befreien. Werden Sie sich bewusst darüber, dass sich alle negativen Gedanken und Ängste im Körper manifestieren und Ihnen die Feinsinnigkeit für das Positive und Förderliche nehmen. Die Schildkröte weiß Rat, wie Sie Ihre Energie fließend und rein halten können. Sie brauchen sie nur zu fragen.

Mit Ruhe und Gelassenheit bewegt sich die Schildkröte vorwärts. Nichts bringt sie aus der Ruhe. Sie ist bodenständig und zeigt Ihnen, wie wichtig es ist, immer wieder auf den Boden der Tatsachen zurückzukehren.

Schlange

Die Schlange spielt in den Schöpfungsmythen vieler Religionen und Kulturen dieser Welt eine wichtige Rolle. Durch ihre Fähigkeit, sich zu häuten, wird sie häufig als Seelen- und Ahnentier verehrt: Im Traum und im Tod verlässt die Seele als Schlange den Körper. In Mittelamerika ist die Federschlange als mythisches Wesen von großer Bedeutung. Sie symbolisiert auch die Gestalt des Gottes Quetzalcoatl.

Im Christentum begegnet uns die Schlange im Paradies. Sie verführt Eva dazu, den Apfel vom Baum der Erkenntnis zu essen. Im Hinduismus ruht der Schöpfergott Vischnu auf ihr und erschafft die ganze Welt. Als Symbol der Wandlung ist sie auch bei vielen Naturvölkern bekannt. Doch sie ist auch ein Zeichen für Sexualität und Verführung. Besonders in der psychologischen Symbolforschung wird sie unter diesem Aspekt gesehen.

Die Schlange symbolisiert Dualität, männliches und weibliches Prinzip. Erst durch das Zusammenwirken beider Prinzipien schafft der Mensch Harmonie.

Bedeutung

Bei sehr vielen Indianerstämmen repräsentiert die Schlange die Tiergeistererscheinung der Weisheit. In ihrem langen, glatten Körper ist die Vereinigung dualer Prinzipien versinnbildlicht. Ihr Kopf mit der gespaltenen Zunge ist Ausdruck der Dualität, ihr spitz zulaufender Körper steht für deren Aufhebung und die grundlegende Einheit.

Welch große Bedeutung die Dualität bei den Indianern spielt, zeigt sich auch in der Friedenspfeife. In vielen Mythen ist sie das Geschenk der Sonne an die Menschen. Sie soll die Menschen immer wieder an die kosmische Dualität, die grundlegende Polarität von Frau und Mann erinnern. Der Pfeifenstiel steht hierbei für den männlichen Teil – für die Sonne, den Tag und die Jagd. Der Pfeifenkopf – das weibliche Prinzip – symbolisiert die Erde, den Mond und das Himmelszelt.

Erst durch das Zusammenwirken beider Prinzipien – Pfeifenstiel und -kopf – kann die Pfeife des Friedens überhaupt geraucht werden, und erst in der Harmonie gibt es den wahren Frieden.

Eigenschaften

Auf der physischen Ebene steht die Schlangenenergie für Leidenschaft, Begierde, Fortpflanzung und Vitalität, auf der emotionalen Ebene für Ehrgeiz, Kreativität und Träume und auf der Verstandesebene für Intellekt, Macht und Charisma.

Botschaft

Ist Ihnen die Schlange als Krafttier begegnet, so sollten Ihre Gedanken in verschiedene Richtungen gehen. Die Schlange ist das Sinnbild für schöpferische und sexuelle Energie. Diese heilige und universelle Schöpferenergie kann verführerisch und faszinierend sein. Vielleicht sind Sie dabei, sich in sexuellen Abenteuern zu verlieren und vergessen, dass das Leben auch noch aus Pflichten besteht.

Die Schlange kann Sie auch darauf aufmerksam machen wollen, zu hinterfragen, wie es mit Ihrer Dualität steht. Sind Ihre männlichen und Ihre weiblichen Seiten in harmonischem Einklang miteinander? Oder leben Sie eines dieser Prinzipien zu stark bzw. zu schwach aus?

Für unser Wohlbefinden ist es sehr wichtig, beiden Aspekten Raum und Aufmerksamkeit zu geben, beide Pole wollen ausgewogen gelebt werden. Wir können nur Frieden in dieser Welt schaffen, wenn die Dualität ausbalanciert ist. Auch können wir eine neue Spiritualität nur gemeinsam entwickeln; Frauen und Männer müssen daher zusammenwirken.

Vielleicht haben Sie sich in letzter Zeit auch zu sehr mit Menschen Ihres eigenen Geschlechts beschäftigt. Möglicherweise sollten Sie mehr den Kontakt zum anderen Geschlecht suchen und versuchen, zu erforschen, was in Männern bzw. in Frauen vor sich geht.

Die Schlange macht Sie darauf aufmerksam, nicht den Kopf zu verlieren, sich nicht auf sexuelle Abenteuer einzulassen und dabei alles Wichtige im Auge zu behalten. Harmonie mit sich und der Umwelt steht im Vordergrund.

Ausblick

Durch ihre Fähigkeit, sich unzählige Male zu häuten, symbolisiert die Schlange auch den Tod und die Wiedergeburt. Es kann für Sie an der Zeit sein, alte Arbeiten, alte Lieben und Vorlieben loszulassen und sich für Neues zu öffnen. Trauen Sie sich, die Schlange zeigt Ihnen mit ihren Häutungen den Weg der Erneuerung. Haben Sie keine Angst davor, etwas Altes loszulassen. Denn jeder Tod bringt auch immer eine neue Geburt mit sich. Und wenn es an der Zeit ist, von etwas Abschied zu nehmen, vertrauen Sie einfach auf wakan tanka, den Großen Geist. Er wird Ihr Leben lenken und das Richtige geschehen lassen. Geben Sie sich allem Neuen mit Vertrauen auf Ihre eigene Stärke und wakan tanka hin. Wie wichtig die vielen kleinen Tode in unserem Leben sind, sehen wir immer wieder im Frühling. Nach dem Herbst und dem Winter können Pflanzen und Bäume sprießen und neue Blätter und Blüten tragen.

Schmetterling

Der Schmetterling ist das Sinnbild für die Kraft der Transformation. Die Kraft des Schmetterlings ist die Kraft der Luft. Die Luft steht für das Denken und die Kraft der Gedanken. Der Schmetterling erinnert die Menschen daran, dass nicht nur die Gedanken, sondern auch das Leben ständigen Veränderungen unterworfen sind und wir in dessen Verlauf unterschiedliche Entwicklungs- und Erlebnisphasen durchlaufen. Wer meint, dass wir uns niemals verändern und stets der oder die Alte bleiben, der irrt.

Bedeutung

Jede Lebensphase bringt ein Wachstum im Bewusstsein mit sich. Der Schmetterling fordert uns dazu auf, unsere Lebensgrundsätze immer wieder zu überprüfen. Möglicherweise halten wir an überholten Einstellungen fest, die wir vor Jahren angenommen haben, die heute aber vielleicht gar nicht mehr stimmen. Der Schmetterling steht für die permanente Veränderung. Er schwirrt tanzend im Sonnenlicht und gibt sich seinem Dasein hin. Seine verschiedenen Entwicklungsstadien machen uns darauf aufmerksam, dass eine Transformation kein Ende bedeutet, sondern lediglich eine neue Phase im Leben einleitet. Wenn wir uns dessen bewusst sind, erleben wir Veränderungen nicht mehr als zufällig, sondern sehen in ihnen immer auch die Chance zu innerem Wachstum.

Der Schmetterling erinnert uns daran, uns weiter zu entwickeln, Ideen zu verwirklichen, nicht auf einer Stelle stehen zu bleiben oder in festen Denkmustern zu verharren.

Eigenschaften

Außer für die Entwicklung, Wandlung, Transformation und ganz allgemein für die Veränderung steht der filigrane, tänzelnde Schmetterling auch für Leichtigkeit, Empfindsamkeit und starke Sensibilität.

Botschaft

Der Schmetterling fordert Sie auf, ganz genau hinzusehen und zu erkennen, in welchem Entwicklungsstadium Sie sich gerade befinden. Es kann gut sein, dass er Sie auf ein ganz bestimmtes Projekt aufmerksam machen will.

Haben Sie vielleicht eine vage Idee im Kopf, von der Sie noch nicht wissen, wie Sie ihr Leben einhauchen können? Oder hat die Idee bereits deutlichere Konturen angenommen, ist aber noch nicht umgesetzt worden? Befinden Sie sich möglicherweise bereits im Raupenzustand? Jetzt ist es an Ihnen, zu entscheiden, dass die Idee Wirklichkeit werden soll.

Vielleicht will der Schmetterling Sie auffordern, eine Entscheidung zu fällen und nicht eine Ewigkeit verstreichen zu lassen, bevor Sie Nägel mit Köpfen machen. Auch kann es sein, dass Sie sich bereits im Kokonzustand befinden. Dann entwickelt sich ein Teil des Projekts bereits. Wenn Sie all diese Phasen bereits hinter sich haben, stecken Sie schon in der Umwandlungsphase, in der aus der Puppe ein Schmetterling wird. Bald können Sie der Welt Ihr Projekt als Schmetterling mitteilen, und Sie können die Schönheit, die es in sich birgt, mit Freunden genießen und teilen.

Lassen Sie Ihrer Kreativität freien Lauf! Das will Ihnen der Schmetterling zurufen.

Ausblick

Der Schmetterling mit seiner Kreativität und enormen Wandlungsfähigkeit hilft Ihnen dabei, Ihre Wünsche und Ideen erfolgreich umzusetzen.

Sollten Sie an einer Stelle Ihres Projekts stecken geblieben sein und nicht wissen, wie es weitergehen soll, dann bitten Sie den Schmetterling um Hilfe. Fragen Sie ihn, ob es jetzt schon an der Zeit ist, die nächste Phase einzuleiten. Vielleicht ist dies auch ein guter Moment, ein Medizinrad zu erstellen (siehe Seite 151ff.). Gerade wenn Sie das Gefühl haben, irgendwo zu hängen und nicht richtig voran zu kommen, bietet sich dies an.

Der Schmetterling wird Sie jedenfalls dabei unterstützen, den vor Ihnen liegenden Aufgaben und Schwierigkeiten mit Leichtigkeit zu begegnen.

Der Schmetterling als Symbol der Transformation will Sie auch daran erinnern, dass Sie nicht unsterblich sind. Leben Sie Ihr Leben so dahin, als wenn es nie enden würde? Denken Sie daran: Heute ist der erste Tag des Rests Ihres Lebens!

Leben Sie im Bewusstsein der permanenten Veränderung und Vergänglichkeit.

> Ich träumte, ein Schmetterling zu sein,
> Der von Blüte zu Blüte flog
> Und den süßen Trunk aus ihren Kelchen genoß.
> Oder bin ich ein Schmetterling,
> Der träumte, ein Mensch zu sein?
>
> (Anonym)

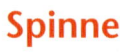

Spinne

Seit alters haben sich die Menschen mit der Spinne beschäftigt und mit ihr bestimmte Glaubensvorstellungen verknüpft. In der Antike beispielsweise glaubte man, die Spinne sei aus dem Blut eines Ungeheuers hervorgegangen. Im Christentum sah man sie als mit dem Satan verbunden und als Pestankündigerin an. Es herrschte die Vorstellung, der Kontakt mit ihr führe zu Wahnsinn und rufe Ausschlag hervor.

Bedeutung

Die Lakota-Indianer nennen die Spinne Iktomi, die Spinnerin der Mutter Erde oder auch Großmutter Spinnerin. Sie ist diejenige, die die Kraft besitzt, die Vergangenheit mit der Gegenwart zur Zukunft zu spinnen und somit die Zeit zu einem einzigen Moment zu verknüpfen. Für die Navajo-Indianer ist sie dagegen eine Betrügerin, die ihre Opfer in ihr Netz lockt und sie einspinnt.

Eigenschaften

Die Spinne steht neben kreativer Kraft auch für Geduld, und zwar in dem Sinn, dass sie selbst, wenn ihr Netz zerstört wird, nicht aufgibt. Sie beginnt einfach ein neues Netz herzustellen, welches das alte an Schönheit möglicherweise noch übertrifft. Wegen der Art und Weise, ihre Beute zu fangen, wird die Spinne gleichzeitig aber auch mit Hinterlist verbunden.

Botschaft

Die Spinne löst Zeit und Raum auf. Sie erinnert uns daran, dass wir diese Fähigkeit auch besitzen und in regelmäßiger und tiefer Meditation die Präsenz des Jetzt erleben können.

Ihr fein gewobenes Netz macht uns bewusst, dass wir unser Schicksal selbst spinnen und dafür mehr Möglichkeiten in der Hand haben, als wir uns vergegenwärtigen. Durch dieses mangelnde Bewusstsein oder die Unwissenheit, wie die Buddhisten diesen Lebensaspekt bezeichnen, entgehen uns viele Chancen, das Leben in die Richtung zu lenken, die den eigenen Vorstellungen entspricht. Wir kennen den Ausspruch: »Jeder ist seines Glückes Schmied.« Nutzen Sie die Energie der Spinne!

Wenn Ihnen die Spinne als Krafttier begegnet, kann sie für ganz unterschiedliche Dinge stehen. Vorsicht ist geboten! Lassen Sie

Im Volksglauben gilt die Spinne oft als Seelentier. Ihr Erscheinen kann Heil oder Unglück bringen. Besonders die Kreuzspinne gilt wegen ihres Kreuzzeichens als Glückstier, das das Haus gegen Blitzschlag schützt.

sich nicht einfangen! Vielleicht versucht gerade jemand, der Ihnen nicht gut tut, Sie zu etwas zu verführen, was Sie eigentlich nicht wollen. Übernehmen Sie selbst die Verantwortung für sich! Kümmern Sie sich lieber um Ihre eigenen Dinge und Anliegen, statt sich von anderen einspinnen zu lassen. Spinnen Sie Ihre eigenen Pläne und Ideen, und gehen Sie Ihrer eigenen kreativen Energie nach.

Dadurch kommen Sie auf Antworten und Lösungen, die Sie auf Ihrem Weg weiterführen werden. Wenn Sie sich einfangen lassen, dann laufen Sie Gefahr, in eine Abhängigkeit zu geraten, aus der Sie wahrscheinlich nicht so schnell wieder herauskommen werden.

Lassen Sie sich nicht auf dumme Gedanken bringen! Die Spinne weist Ihnen den richtigen Weg.

Die Spinne kann andererseits auch ein Hinweis darauf sein, dass Sie sich in eine Idee versponnen haben und keinen Ausweg aus Ihrer derzeitigen Situation sehen. Vielleicht bedenken Sie nicht, dass es noch andere Möglichkeiten und Betrachtungsweisen für Ihr derzeitiges Problem gibt. Möglicherweise ist es sinnvoll, Freunde um Rat zu fragen. Sie können auch um einen Traum bitten, der Ihnen eine Antwort gibt. Wenn Sie nicht bereit sind, an einer Lösung wirklich zu arbeiten oder eine andere Betrachtungsweise zu finden, können Ihre Ängste und Begrenzungen Sie im schlimmsten Fall auffressen, so wie die Spinne ihre Beute auffrisst.

Ausblick

Mit ihrem Körper, der an das Symbol für Unendlichkeit, die liegende Zahl Acht (∞), erinnert, steht die Spinne für die unendlich vielen Möglichkeiten, die uns das Leben bietet. Sie stehen uns offen und wollen genutzt sein.

Wal

Die einzelnen Indianerstämme glauben, dass der Wal die uralte, überlieferte Geschichte von Mutter Erde in sich trägt und daher sehr weise und erfahren ist.

Eine ganz besondere Beziehung haben die Inuit-Indianer zu ihm. Sie waren früher völlig vom Wal abhängig. Sie aßen sein Fleisch und verwendeten sein Öl zu unterschiedlichsten Zwecken. Sie sehen in ihm ein Geschenk, das der Große Geist, wakan tanka, ihnen gebracht hat.

101

Bei vielen Naturvölkern hat sich erfahrungsgemäß der Ton der Trommel als besonders gutes Stimulationsmittel erwiesen. Die Trommel ist neben der Rassel eines der ältesten Instrumente, die verwendet werden, um Menschen in einen anderen Bewusstseinszustand zu versetzen.

Bedeutung

Wie die Schildkröte steht auch der Wal symbolisch für uraltes und oft vergessenes Wissen. Die Indianer sagen, der Wal sei aufgrund seiner Weisheit eine schwimmende Bibliothek. Viele Indianerstämme, die am Meer leben und daher in engem Kontakt mit dem Wal stehen, bringen ihm großen Respekt entgegen.

Eigenschaften

Der Wal symbolisiert neben Weisheit und intuitivem Wissen auch Intelligenz, Hellsichtigkeit und Sanftheit. Er steht auch für den Kontakt zu höheren Bewusstseinsebenen.

Botschaft

Menschen, die die Kraft des Wals besitzen, sind sensibel veranlagt; meistens verfügen sie über hellseherische Fähigkeiten und können sehr hohe und sehr niedrige Frequenzen hören. Wenn Ihnen der Wal erschienen ist, will er Sie darauf aufmerksam machen, dass Sie sich dem Kanal des Großen Geists öffnen können. Das Wissen des Wals ist in allen Menschen vorhanden, und jeder trägt seinen eigenen Kanal, seine eigene Leitung, seinen eigenen »Draht« in sich, über die er zum Großen Geist oder zu Gott Kontakt aufnehmen kann. Vielleicht ist es bei Ihnen an der Zeit, sich mit all Ihren Sinnen für das größere Ganze, das Göttliche zu öffnen. Es ist gut möglich, dass Sie über bestimmte Töne und Frequenzen Zugang zu diesem Wissen erlangen, so wie der Wal bestimmte Töne über weite Entfernungen hören kann.

Ausblick

Vertrauen Sie Ihrem Herzen, Ihrem Geist und Ihrem inneren Ohr, Sie werden die Botschaften empfangen, die der Große Geist für Sie bereithält. Wenn Sie auf Ihre innere Stimme hören, heißt das, dass Sie bereit sind, sich mehr dem Urvertrauen zu öffnen, das in letzter Konsequenz nichts anderes ist als der Große Geist selbst.

> Frag doch das Vieh, das wird dich's lehren und die Vögel unter dem Himmel, die werden dir's sagen, oder die Sträucher der Erde, die werden dich's lehren, und die Fische im Meer werden dir's erzählen.
>
> *Hiob*

Die Krafttiere

Tier	Eigenschaft
Adler	Weisheit, Einsicht, Klarheit, Stärkung des eigenen Ichs, Furchtlosigkeit, Überblick, Ausdehnung
Ameise	Fleiß, Treue, Arbeit zum Wohl aller Wesen
Bär	Kraft, Visionen, Weisheit, Träume, Harmonie zwischen Ruhe und Aktivität
Büffel	Eigensinnigkeit, Großzügigkeit, Schutz
Dachs	Beharrlichkeit, Zorn, Selbständigkeit, Führung, Kenner der Heilpflanzen
Delphin	Lebenskraft, Aufmerksamkeit, Harmonie und Verständigung, Weisheit
Eule	Erkenntnis, Einsicht, Magie
Fuchs	Anpassungsfähigkeit, scharfe Beobachtungsgabe, List, Einfügung und Schnelligkeit
Hund	Loyalität, Freundschaft, Dienen, Hilfe
Kolibri	Liebe, Heiterkeit, Musik, Lebenslust, Harmonie
Pferd	Energie, Beweglichkeit, Schnelligkeit, Stärke, Freiheit des Geists
Rabe	Hellsichtigkeit, Magie, Mystik
Schildkröte	Beständigkeit, Schutz
Schlange	*Physischer Bereich:* Leidenschaft, Begierde, Fortpflanzung und physische Vitalität *Emotionaler Bereich:* Ehrgeiz, Kreativität, Träume *Verstandesbereich:* Intellekt, Macht, Charisma
Schmetterling	Wandlung, Empfindsamkeit
Spinne	Unendlich viele Möglichkeiten, Geduld, weibliche Energie der schöpferischen Kraft
Wal	Intelligenz, intuitives Wissen, Hellsichtigkeit, Kontakt zu höheren Bewusstseinsebenen, Sanftheit

Sie können sich sicher sein, dass Ihnen schon bald Ihr persönliches Kraft- und Schutztier hilfreich zur Seite stehen wird.

Die Schwitzhütten- zeremonien

Begreifen können wir die Schwitzhütte als indianische Entsprechung der uns bekannten Sauna. Während letztere allerdings der körperlichen Entschlackung und Reinigung dient, werden Schwitzhüttenzeremonien zur spirituellen Läuterung und Öffnung vollzogen. Auch bei uns erfreuen sich diese Zeremonien einer wachsenden Popularität. Früher war die Schwitzhütte in einen größeren Zusammenhang eingebunden und diente der Vorbereitung auf die eigentliche Zeremonie. Heute ist sie bei vielen Indianerstämmen ein eigenes Ritual.

»Die Schönheit des Rituals ist die Schönheit des eigentlichen Wesens einer Person. Wenn eine Person an dem Ritual teilnimmt, den Geist mit der Schönheit vereint, den göttlichen Pfad begeht, wird sie zutiefst ruhig. Der göttliche Pfad ist der Weg zum Sitz der Energie in der Seele.« (Joseph Camphell)

Ritual der Reinigung

Die Schwitzhütte gehört zu den ältesten und gleichzeitig wichtigsten Ritualen der nordamerikanischen Indianer. Ursprünglich war sie wesentlicher Bestandteil größerer Zeremonien wie dem Sonnentanz oder der Visionssuche. All diese Rituale dienen dazu, mit höheren Wesen oder dem Großen Geist – man kann auch Gott dazu sagen – in Kontakt zu treten. In diesem Kontakt bitten die Suchenden um Hilfe und Unterstützung für ihre spirituelle Entwicklung und die Aufgabe in ihrem Leben.

Die Verbindung mit den Mächten der Natur und dem Großen Geist ist für Naturvölker von großer Bedeutung. Nach indianischer Auffassung hilft der Große Geist all jenen, die mit geläuterter Seele und reinem Herzen nach ihm rufen. Genauso machen sich Indianer die Hilfe von Schutzgeistern und Krafttieren zunutze, die eigentlich nur darauf warten, von uns gerufen zu werden.

Dass nur derjenige, der seelisch und körperlich völlig rein und geläutert ist, Verbindung mit Kräften des Universums herstellen kann, ist für die Native Americans der Grund, regelmäßig Schwitzhütten- und andere reinigende Zeremonien wie Fasten zu vollziehen. Gereinigt finden die Menschen den Weg des Herzens besser.

Nur wer seelisch und körperlich rein ist, empfängt die Botschaft von wakan tanka, dem Großen Geist.

Demütig bin ich beim Anblick der Erde
Demütig bin ich beim Anblick des Himmels
Demütig bin ich beim Anblick der Morgendämmerung
Demütig bin ich beim Anblick der Abenddämmerung
Demütig bin ich beim Anblick des blauen Himmels
Demütig bin ich beim Anblick der Dunkelheit
Demütig bin ich beim Anblick der Sonne
Demütig bin ich angesichts dessen, was in mir ist,
was in mir spricht
Einige dieser Wesen schauen mich immerzu an
Niemals kann ich mich ihrem Blick entziehen
Deshalb muss ich die Wahrheit sagen
Das ist der Grund, weshalb ich stets die Wahrheit sage
Meine Worte kommen direkt aus meinem Herzen.

(Tom Torlino, Navajo, um 1890)

105

Der gute Weg ist schmal

Aber selbst wenn man diesen Weg einmal gefunden hat, darf man nicht vergessen, wie schnell einen Eifersucht, blinde Liebe, Machtstreben, Neid und andere Gefühle wieder auf Abwege bringen können. Diese Schattenseiten machen den Menschen leicht blind für das Wesentliche. Je klarer der Geist des Einzelnen ist und je weniger er sich von Sinnesfreuden und Gelüsten hinreißen lässt, desto mehr ist er in seinem Zentrum und bei sich selbst. Und je mehr ein Mensch in seiner Mitte ist, desto schneller ist er in der Lage, den Kontakt zu Gott herzustellen.

Aber: Der gute Weg, so glauben die Indianer, ist sehr schmal, und wir bedürfen der Führung von wakan tanka. Denn nur er ist wirklich frei von Bewertung, Eigennutz, Vorlieben und Begierden. Er liebt alle Geschöpfe auf diesem Planeten und ist bestrebt, dass alle Wesen ihn erkennen und zu ihm finden.

Schwitzhütten und andere Zeremonien bringen den Menschen dazu, die Stimme wakan tankas zu hören, ihre eigene Intuition wahrzunehmen und dieser dann im täglichen Leben zu folgen. Die Zeremonien erleichtern es, für das wach zu werden, was die Natur, das Leben und der Große Geist uns lehren wollen. Das spirituelle Wachstum findet täglich statt, wenn wir wachsam sind und versuchen, all die Erkenntnisse ins Leben einzubringen.

Der Große Geist hilft immer denen, die reinen Herzens nach ihm rufen. Wer tatsächlich seiner Hilfe bedarf, wird sie auch erfahren.

Wandel und Veränderung

Die indianischen Kulturen unterliegen ebenso wie die moderne, zivilisierte Welt einem Wandel der Zeit. Durch die Ankunft der Weißen in Amerika und die Entstehung der Reservate kam es zu einem Verlust vieler indianischer Rituale und zu einer Veränderung der Zeremonien. »Wakan tankas Schöpfung hört nie auf, sie hat weder Anfang noch Ende« – so lautet ein Sprichwort der Lakota-Indianer. Alles ist im Fluss, wandelt und verändert sich. Und dass das Aufeinandertreffen verschiedener Menschen und Kulturen auch Veränderungen in den althergebrachten Riten mit sich gebracht hat, ist nachvollziehbar.

Die Schwitzhütte als eigenständiges Ritual

Die Schwitzhütte, das Inipi oder auch Haus der heißen Steine, wurde immer schon als eigenständiges Ritual von allen Mitgliedern eines Indianerstamms vollzogen. Des Weiteren ist die

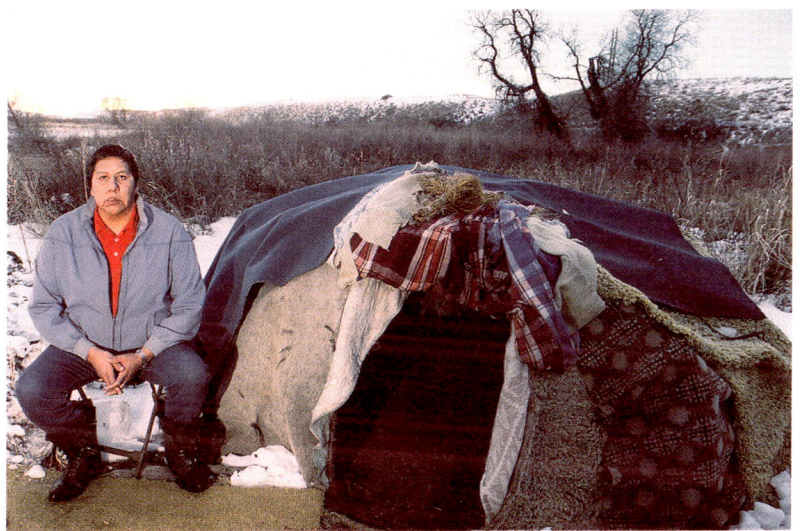

Durch die Schwitzhüttenzeremonie kommen die Indianer mit dem Großen Geist, wakan tanka, in Kontakt.

Schwitzhütte aber auch ein fester Bestandteil von größeren Zeremonien, wie beispielsweise der Visionssuche oder der Peyotezeremonie.

Zur Harmonie zurückfinden

Im Leben moderner Indianer, die zu ihren eigenen Wurzeln zurückfinden und die in der Tradition ihres Volks weiterleben wollen, hat die Schwitzhütte einen festen Platz. Ähnlich ist es bei vielen Europäern, die von indianischen Heilweisen fasziniert sind und Kontakt zu den Kräften der Natur suchen. Die Schwitzhütte stellt eine gute Möglichkeit dar, Körper und Geist wieder in Balance zu bringen.

Für Männer und Frauen

Früher ging die Schwitzhütte nicht nur jeder größeren Zeremonie voraus, sondern sie war gleichzeitig ein ausschließlich von Männern praktiziertes Reinigungsritual. Frauen, so die Vorstellung, reinigten sich durch ihre Menstruation und brauchten eine solche Zeremonie nicht. Durch die der Frau von wakan tanka monatlich gegebenen Reinigung ist sie mit den spirituellen Kräften enger in Kontakt. Dies erklärt ihre wesentlich größere Intuition, die von den Indianern geschätzt und geachtet wird.

Frauen haben während ihrer »moon time«, der Menstruation, eine sehr starke Energie, die größer und stärker sein kann als die des Medizinmanns. Indianer halten das Menstruationsblut

Früher war die Schwitzhütte ein festes Ritual, das zunächst nur den Männern vorbehalten war. Erst im Lauf der Zeit wurde es geduldet, dass auch Frauen dieses Ritual zelebrierten.

für sehr stark und verbieten es Frauen, während dieser Zeit an Ritualen teilzunehmen. Häufig dürfen sie nicht einmal den Zeremonienplatz betreten.

Irgendwann entstand jedoch auch bei Frauen der Wunsch, Schwitzhütten durchzuführen. Reine Frauenschwitzhütten wurden von einer Zeremonialleiterin geführt, meistens der Tochter eines Medizinmanns, die von ihrem Vater Gesänge und Gebete erlernt hatte und ihr Wissen an die anderen Frauen des Stamms in der Schwitzhütte weitergab. Von einigen nordamerikanischen Stämmen ist auch überliefert, dass es für die Frauen nichts Ungewöhnliches war, in einer Schwitzhütte zu entbinden.

Männliche und weibliche Energie

Die Schwitzhütte ist ein Ort der Heilung, und Heilung schließt eine Polarität, ein Zusammenkommen von männlicher und weiblicher Kraft, ein. So werden seit Jahrzehnten auch Schwitzhütten praktiziert, die von Frauen und Männern, manchmal sogar von Kindern, besucht werden. Aber auch hier unterscheiden sich die verschiedenen Traditionen. Einige Stämme lehnen gemeinsame Schwitzhütten immer noch strikt ab, andere wiederum befürworten das Zusammentreffen männlicher und weiblicher Energien in einem Inipi.

Eine Art der Schwitzhütte

Es gibt verschiedene Weisen, eine Schwitzhütte zu bauen und die Zeremonie durchzuführen. Es kann von Stamm zu Stamm, aber auch von Familie zu Familie – je nach Anlass – variieren.

Bevor die Schwitzhütte gebaut wird, bringt man dem Platz ein Tabakopfer dar und reinigt ihn mit Salbei. Danach wird ein Gebet gesprochen, dem Großen Geist für den Platz gedankt und dem Universum versprochen, diesen Platz zum Wohl aller Geschöpfe auf diesem Planeten zu nutzen, auf dass er allen Heil bringen möge. Nur wer zum Wohl aller Wesen handelt, handelt auch im Sinn des Großen Geists.

Ein Ort der Macht

Indianer heben immer wieder hervor, dass die Schwitzhütte ein mächtiger Ort ist, in dem die Kräfte von wakan tanka wirken. Deshalb sollte man keinesfalls an irgendeinem beliebigen Ort eine Schwitzhütte aufbauen und versuchen, es den Indianern gleichzutun. Die Wahl des Platzes sowie die Durchführung der Zeremonie sind von großer Bedeutung. Den richtigen Ort

---

Erfahrene Lehrerin

Bevor man eine eigene Schwitzhütte baut, ist es ratsam, unter Führung von Indianern oder deren Schülern über einen längeren Zeitraum regelmäßig an Schwitzhüttenzeremonien teilzunehmen. Die Mächte und Kräfte, die während einer Schwitzhüttenzeremonie entstehen können, sind sehr stark und wollen mit Respekt behandelt werden. Vergessen Sie nicht: Es handelt sich um ein heiliges indianisches Ritual, das nicht einfach nur zum Zeitvertreib durchgeführt werden darf.
Adressen seriöser Schwitzhüttenanbieter finden Sie auf Seite 163.

---

auszusuchen, ist die Aufgabe eines Zeremonialleiters, einer weisen Frau oder eines weisen Manns, die eine starke Intuition haben. Es ist unbedingt wichtig, erst einige Zeit regelmäßig mit Indianern zusammen Schwitzhüttenzeremonien durchzuführen, bevor man sich selbst daran wagt. Zeremonialleiter tragen eine große Verantwortung und sollten von Menschen, die viele Jahre damit vertraut sind und damit arbeiten, autorisiert sein. Sie erkennen, wann ein Mensch die geistige Reife erlangt hat, um ein solches Ritual zu leiten.

Die Materialien

Nach diesen vorangegangenen Ritualen wird die Hütte aus Weidenruten gebaut und mit schweren Decken und Teppichen abgedeckt. Früher benutzte man Felle dazu. Die Öffnung der Hütte befindet sich im Westen. Diese Richtung steht für Inspiration und Weisheit. Und genau darum beten die Teilnehmer bei dieser Zeremonie.

Weiden: Die geschmeidigen und elastischen Weidenruten wachsen bevorzugt in feuchtem Boden an fließenden Gewässern. Somit stehen sie für das Element Wasser.

Die Schwitzhütte nimmt den Menschen symbolisch ihre Leiden, in dem sie sie näher zu sich selbst und damit auch zu ihrem Schöpfer bringt. Für die Schwitzhütte verwendet man vier mal vier Weidenruten, weil die Zahl Vier von großer spiritueller Bedeutung ist (siehe Seite 117ff.). Sie repräsentiert das Weltall, das alle zweibeinigen und vierbeinigen Wesen, alle Vögel und alle anderen Geschöpfe, die der Große Geist geschaffen hat, enthält und in sich vereint.

Weidenbast wird auch als Schmerzmittel verwendet. Er enthält Salizyl, einen Stoff, der fiebersenkend, abschwellend und schmerzlindernd wirkt. Aus einem verwandten Stoff wird das Medikament Aspirin hergestellt.

Medizinbeutel für den heiligen Tabak. Hier ist sogar ein kostbares Wieselfell daran befestigt, das die Wertschätzung des Tabaks durch seinen Besitzer zeigt.

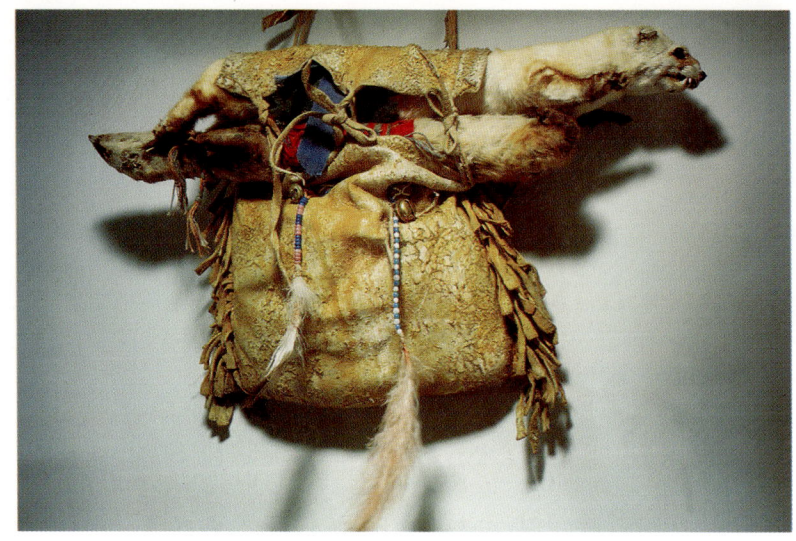

Zahlreiche Sagen berichten über die Entdeckung des Feuers. Immer wieder findet sich darin das Motiv des Feuerraubens. Es deutet darauf hin, dass der Gebrauch des Feuers nicht von allen Völkern selbstständig entdeckt, sondern auch übertragen wurde.

Steine: Die Steine stehen für die absolute Kraft und die Unerschütterlichkeit. Sie sind die Träger des Wissens, der Fruchtbarkeit und der Schöpfung und symbolisieren gleichzeitig die Mutter Erde, ohne die die Menschen und alle anderen Wesen nicht leben würden. Mutter Erde ist der Quell allen Lebens und aller Inspiration. Von ihr lernen die Menschen. Und mit all dem, was auf Mutter Erde wächst und gedeiht, kann man auch heilen. In der Schwitzhütte repräsentieren die glühend heißen Steine diese Kraft der Mutter Erde.

In Verbindung mit dem Element Wasser öffnen sie die Menschen, die, wenn sie sich dem ganz hingeben, in den ersehnten Kontakt mit dem Großen Geist kommen und Inspiration für ihre Zukunft erfahren können.

Feuer: Zehn Schritte östlich der Hütte befindet sich die heilige Feuerstelle. Hier werden die Steine erhitzt, die während der Zeremonie von dem Feuermann oder der Feuerfrau in die Schwitzhütte gebracht werden.

Diese Feuerstelle, genannt Feuer ohne Ende, ist der Sonne geweiht und repräsentiert die enorme Kraft des Geists, der Wachstum bringt und allen Lebewesen den Kontakt zu wakan tanka verschafft und sie zur Erleuchtung führt. Der schmale Pfad zwischen Hütte und Feuer darf nur von einem Feuermann oder einer Feuerfrau betreten werden. Er oder sie hüten das Feuer und balancieren die glühend heißen Steine auf einer Forke in die Hütte.

Die Phasen der Zeremonie

Die Schwitzhüttenzeremonie hat einen festgelegten Ablauf und bestimmte Vorschriften. Beides hat sich im Lauf der Jahrhunderte herausgebildet. Verantwortlich ist der Leiter der Zeremonie. Und so variieren die Schwitzhütten in ihrer Durchführung.

Selbst gebundene Tabakbeutel werden zur Verbindung zwischen sich und dem Großen Geist. Durch sie werden Wünsche, Hoffnungen und Gebete weiter getragen.

Tabakbeutel und ihre Bedeutung

Nachdem das Feuer für die Zeremonie angezündet wurde, treffen sich die Teilnehmer, um zusammen Tabakbeutel (tabaco ties) zu knüpfen. Sie werden aus farbigen Stoffresten gefertigt und mit Tabak gefüllt. Die Lakota-Indianer der Native American Church nehmen dazu die Farben Schwarz, Gelb, Rot und Weiß. Diese Farben stehen für die vier Himmelsrichtungen und gleichzeitig für die verschiedenen Rassen auf dieser Welt.

Je nach Tradition werden unterschiedlich viele Tabakbeutel gemacht. Während man die einzelnen Beutelchen fertigt – sie sollen dabei nicht den Boden berühren –, spricht man im Geist ein Gebet oder formuliert still einen Wunsch. Dabei sollte man nicht an sich denken, sondern an andere Menschen – Freunde, Verwandte oder Bekannte. Die tabaco ties stellen eine Manifestation des Gebets dar und sollten entsprechend geachtet werden.

Die Gebete und Wünsche werden eingefangen, indem man den Stoff mit dem Tabak zu einem Beutel dreht und mit einem roten Faden zusammenbindet. Alle werden an einem Faden der Reihe nach aufgezogen und zum Ritual mit in die Hütte genommen, wo man sie an den Weiden aufhängt. Der heiße Dampf trägt die Gebete während der Schwitzhüttenzeremonien hoch zum Großen Geist. Am Ende des Rituals verbrennt man die Beutel im Feuer.

Eintritt in die Hütte

Beim Eintritt in die Hütte beugen sich die Teilnehmer vor, um dann mit dem Gebet »Mitakuye oyasin!« (Für alle meine Verwandten!) auf allen Vieren durch den kleinen Eingang in die mannshohe Hütte zu gelangen. Diese Art des Eintritts steht

Farben und Himmelsrichtungen der Native American Church					
Norden	=	Schwarz	Osten	=	Gelb
Westen	=	Rot	Süden	=	Weiß

sinnbildlich dafür, dass wir nicht mehr und nicht weniger sind, als die vierbeinigen Wesen auf diesem Planeten. Gleichzeitig ist sie auch Ausdruck für den Respekt, den die Teilnehmer den Elementen Feuer, Erde, Wasser und Luft, mit denen sie in der Hütte in Kontakt kommen werden, entgegenbringen.

Der Zeremonialleiter ist der erste, der in die Hütte geht. Die anderen folgen ihm, wobei erst die Frauen und dann die Männer im Sonnenlauf in die Hütte eintreten. Viele Teilnehmer überkommt dabei das Gefühl, als würden sie in den Schoß von Mutter Erde, zum Ursprung des Seins, zurückkehren.

Wird die Öffnung der Schwitzhütte geschlossen, erinnert die Nähe, die gerade durch die Dunkelheit entsteht, daran, dass wir letztendlich alle ein Volk sind. Im Dunkeln erkennt man weder die Farbe noch das Antlitz der Gesichter, und man fühlt sich eins mit den Teilnehmern, mit der Erde und mit dem Kosmos.

Die Zeremonie verdeutlicht, dass alle Menschen gleich sind, keiner besser oder schlechter. Das Zusammengehörigkeitsgefühl wird gestärkt.

Sitzhaltung und Bekleidung

Männer sitzen mit gekreuzten Beinen in der Schwitzhütte, Frauen nehmen aus Respekt vor den Männern und den Steinen ihren Platz ein, indem sie ihre Beine anwinkeln und bedecken. Je nach Tradition kann die Schwitzhüttenzeremonie nackt vollzogen werden. In vielen Schwitzhütten tragen die Teilnehmer T-Shirts und kurze Hosen. Bei gemischten Hütten kann es abträglich sein, wenn sich die Teilnehmer nackt begegnen. Dann konzentriert man sich mehr auf die anderen als auf das Gebet.

Die Steine werden gebracht

Sitzen alle Teilnehmer, werden vom Feuermann die glühend heißen Steine hereingetragen. Die ersten Steine sind dem Großen Geist gewidmet, und der allererste wird ins Zentrum der

Der Feuermann ist der Einzige, der den Weg des Feuers zurücklegt. Er ist verantwortlich für das Feuer und der aus ihm strömenden Kraft.

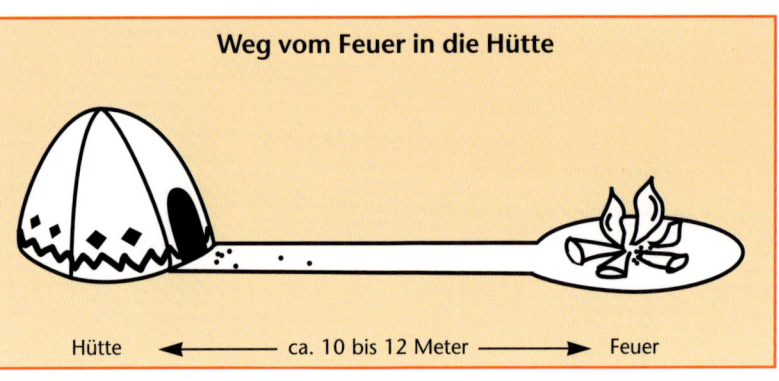

Weg vom Feuer in die Hütte

Hütte ← ca. 10 bis 12 Meter → Feuer

Feuerstelle gelegt. Der zweite Stein kommt an die Westseite, der dritte an die Nord-, der vierte an die Ost- und der fünfte an die Südseite der Feuerstelle. Dann bringt der Feuermann noch einen Stein auf der Forke in die Hütte. Dieser steht stellvertretend für die Erde. Die Anzahl der weiteren Steine wird vom Zeremonialleiter bestimmt.

Dunkelheit und Licht

Nun wird ein Eimer Wasser in die Hütte gebracht, und die Öffnung geschlossen. Die Dunkelheit, an die sich die Teilnehmer erst einmal gewöhnen müssen, repräsentiert die Unwissenheit und die Schattenseiten der menschlichen Seele. Sie steht für die geistige Dunkelheit, aus der wir uns befreien müssen und weshalb wir in die Schwitzhütte gekommen sind. Die glühenden Steine hingegen zeigen das göttliche Licht, das jedem Menschen innewohnt – ob wir es sehen oder nicht, ob wir daran glauben oder es negieren. Es ist da und wartet darauf, gesehen und angenommen zu werden.

Die Schwitzhütte hilft den Menschen dabei, zu diesem Licht zu gelangen und sie von schlechten Gedanken, Missgunst und Bitterkeit zu lösen.

Es ist die Aufgabe eines jeden Einzelnen, sich dem Großen Geist zu öffnen, das Licht zu erkennen und es immer mehr zum Scheinen zu bringen. Der Nebel – unsere Gedanken, Vorstellungen und falschen Wahrnehmungen – trübt unseren Blick. Er hindert uns daran, klar zu sehen, die Welt mit dem Herzen zu erkennen und sie so wahrzunehmen, wie sie wirklich ist und nicht, wie wir sie uns vorstellen. Von diesem Nebel, der uns immer daran hindert, das Licht zu erkennen, müssen wir uns befreien.

Das Gebet

Den Indianern hilft das Beten dabei, sich von diesen Gedanken zu befreien bzw. ihnen nicht die zentrale Aufmerksamkeit zu schenken. Darum spielt das Gebet in der Schwitzhütte eine so wichtige Rolle. Indem sich die Teilnehmer während der Zeremonie ganz auf die Gebete konzentrieren, können sie von schlechten Gedanken loslassen und auf den richtigen Weg kommen. Die Indianer glauben, dass wir immer zwischen Positiv und Negativ hin- und herpendeln. Wollen wir uns in der Hütte dem Gebet hingeben, können wir erkennen, wie sehr wir von unseren Gedanken beherrscht werden. Dann gilt es, den Großen Geist

Wenn eine Person für sich eine Zeremonie durchführen lässt, entspannt sich ihr Körper und entspannt sich ihr Geist; die Zeremonie – so können wir sagen – entführt sie für eine Weile in eine andere Welt, und wenn sie sich ganz stark konzentriert, kann sie geheilt werden.
(Navajo-Sänger)

um Vergebung zu bitten und zum Gebet zurückzukehren. Ähnlich wie bei einer Meditation besteht die Kunst darin, die Gedanken ziehen zu lassen und nicht auf sie einzusteigen. Schweift man ab, ist es wichtig, sich in dem Moment, in dem es einem bewusst wird, wieder zum Gebet zurückzuholen.

Während der Schwitzhüttenzeremonie soll sich jeder so geben, wie er wirklich ist. Keiner braucht sich zu verstellen. Jeder akzeptiert den anderen ohne Vorbehalt.

Öffnen und Schließen

Eine Schwitzhüttenzeremonie kann aus vier Durchgängen bestehen. Während eines jeden Durchgangs wird die Tür viermal vom Feuermann geöffnet. Sie wird geöffnet, um Licht hereinzulassen und um die Gebete, die mit dem Dampf nach oben steigen, zu Tankashila zu schicken.

Das Dunkel in der Schwitzhütte repräsentiert die Schattenseite der Seele. Indem die Tür geöffnet wird und Licht hineinfällt, können Reinigung und Läuterung erfolgen.

Wird die Öffnung dann wieder geschlossen, helfen die Gebete den Teilnehmern, die dunkle Zeit zu überstehen und den Großen Geist zu spüren. Wenn die Öffnung geschlossen ist, können die Teilnehmer, je nach Zeremonialleiter, beten, bitten, singen oder schweigen. Ängste, Hoffnungen und Wünsche können während einer Hütte ausgesprochen werden. Es handelt sich aber um einen geschlossenen Raum, und die Dinge, die in einer Schwitzhütte ausgesprochen werden, sollten mit Respekt behandelt werden. Man berichtet nicht einfach darüber oder erzählt sie weiter – besonders nicht, wenn es sich um die Erlebnisse der anderen Teilnehmer handelt.

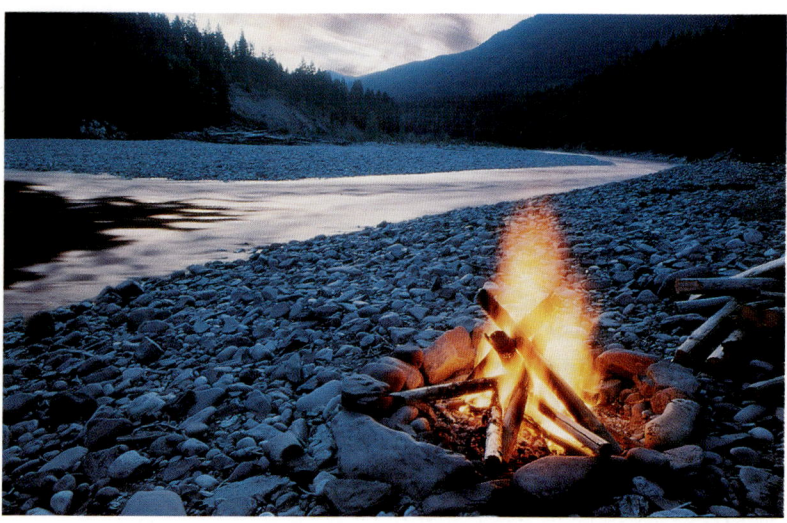

Das Feuer ist der Sonne geweiht und stellt die Verbindung zu wakan tanka, dem Großen Geist, her.

114

Bete immer, bete immer
Die Spirits behüten dich.
Schau nach Westen
Dein Großvater der Große Geist behütet dich
Immer
Bete immer, bete immer
Dein Großvater behütet dich.
Schau nach Norden
Deinem Großvater, dem Großen Geist.
Bete immer, bete immer
Dein Großvater der Große Geist behütet dich
Schau nach Osten
Dein Großvater der Große Geist behütet dich.
Und bete immer und bete immer.
Schau nach Süden
Dein Großvater der Große Geist schaut auf dich
Herunter.
Bete immer, bete immer
Schau hinauf zu deinem Großvater,
Denn er behütet dich.
Bete immer und bete immer
Schau zur Erde
– dich beziehend auf den Großvater –
Die deine Großmutter ist und dich immer behütet.
Bete immer, bete immer
Bete immer für alle Dinge.

(Archi Fire Lame Deer)

Keiner ist allein. Nur in der Gemeinschaft ist das Überleben gesichert. Daher sollte man die Umwelt und seine Mitmenschen stets achten.

Besinnung auf das Wesentliche

Die Indianer achten sowohl Mutter Erde als auch die Frauen in besonderer Art und Weise. Ohne sie könnte nichts und niemand auf der Erde existieren. Immer wieder wird dies in Dankesliedern, die in der schweißtreibenden Hitze der Hütte gesungen werden, betont. Sie beten für das Wohl von Mutter Erde, und danach handeln und beten sie auch für den Großvater, den Großen Geist, und für alle Wesen auf diesem Planeten und im Universum.

Wenn es den Teilnehmern gelingt, immer wieder zu den Gebeten zurückzukehren, werden sie das Wesentliche erfahren: Die Erkenntnis, dass wir alle eins sind und dass wir alle nur dann überleben können, wenn wir uns dessen bewusst werden.

Danke dem Großen Geist
Für all seine Gaben.
Ehre die Alten, wenn du dies tust,
Ehrst du die Weisheit und das Leben.
Ehre das Leben in all seinen Formen,
Dadurch wird dein eigenes Leben gestärkt.
Ehre die Frauen, wenn du sie achtest,
Ehrst du das Geschenk des Lebens und der Liebe.
Stehe zu deinen Versprechen, wenn du dein Wort hältst,
Bleibst du dir und den anderen treu.
Sei freundlich und gütig und bereit zu teilen.
Sei friedfertig; durch Friedfertigkeit werden alle
Den Großen Frieden finden.
Sei tapfer; durch deinen Mut
Wird die Stärke aller wachsen.
Sei maßvoll in allem; beobachte gut, höre zu
Und wäge ab; dann wirst du besonnen handeln.

(Dank an Mutter Erde,
Ojibway)

In Kulturen, in denen dererlei Riten nicht praktiziert werden, ist deutlich spürbar, dass viele Menschen unbewusst in kindlichen oder jugendlichen Entwicklungsstadien stecken geblieben sind. Ein derartiger Entwicklungsstopp wird vermieden, indem die einzelnen Lebenszyklen rituell geschlossen werden.

Geburt und Tod

Die Indianer sehen im Inipi eine Gebärmutter, einen Ort, der alles zu neuem Leben erweckt. Gleichzeitig, so will es die Balance des indianischen Weltbilds, ist die Schwitzhütte für sie ein Ort des Sterbens, ein Ort, an dem ein Mensch seine physischen und psychischen Grenzen erreichen kann.

Nach diesem symbolischen Tod in der Schwitzhütte kann die Heilung eingeleitet werden, und die körperliche und seelische Reinigung beginnt.

Altes beenden, Neues beginnen

Riten, die symbolisch für Sterben und Wiedergeburt stehen, gibt es bei sehr vielen Naturvölkern. Der physische Tod stellt für sie nur einen Übergang dar.

Bei den Indianern macht der Mensch im Lauf seines Lebens eine Reihe von Initiationsriten durch, bei denen es darum geht, etwas sterben zu lassen, sich von etwas zu verabschieden, etwas Neues entstehen zu lassen und zu beginnen. Dieser psychische oder symbolische Tod ermöglicht es dem Menschen, ganz bewusst in einen neuen Lebensabschnitt einzutreten und den alten Zyklus zu beenden.

116

Die heilige Zahl Vier

Seit Urzeiten erfährt der Mensch Gott am ehesten und am häufigsten in Naturerscheinungen. Frühe Kulturen gingen nicht nur davon aus, dass Gott in allen Erscheinungen präsent sei, sondern sie glaubten auch, dass alle Dinge, ob lebende Wesen oder unbelebte Gegenstände, eine eigene Seele besitzen. Manitu, wakan tanka oder Vischnu, egal, welche Götter welcher Religionen – sie alle manifestieren sich nach dem Glauben ihrer Anhänger in den Erscheinungen der Natur.

So ist es nicht verwunderlich, dass die heiligsten und bedeutendsten vier Elemente aus unserem Leben auch in der indianischen Schwitzhütte eine zentrale Rolle spielen.

Die vier Zeitalter

Die Zahl Vier stellt in vielen Religionen eine heilige Zahl dar. Im Indianischen sowie nach hinduistischer Glaubensauffassung repräsentiert die Vier beispielsweise die vier Zeitalter.

Nach der Mythologie der Sioux-Indianer erscheint am Anfang der vier Zeitalter ein Büffel. Seine Aufgabe ist es, die Wasser, die die Erde bedrohen, anzuhalten. In jedem Zeitalter verliert der Büffel ein Haar und ein Bein. Sind dem Büffel alle Haare und Beine ausgefallen, dann wird die Erde von den Wassern überschwemmt, und die Menschen werden vernichtet. Dann entsteht die Welt von Neuem. Mit jedem Zeitalter nimmt auch der Grad der Verbindung der Menschen mit dem Großen Geist ab. Und mit jedem Zeitalter gibt es weniger Weise und Erleuchtete, und die spirituellen Lehrer werden eigennütziger. Am Ende der vier Zeitalter sind die Menschen nur noch am Materialismus interessiert und geben sich ihren Trieben und Gelüsten hin. Damit schließt sich der Kreis, die Welt wird zerstört und entsteht wieder neu aus dem entstandenen Chaos. Einige werden jedoch überleben.

Wofür die Zahl Vier noch steht

Sie steht für die vier Himmelsrichtungen sowie für die Vierteilung der Zeit: Tag, Nacht, Mond und Jahr. Dass die Schwitzhütten immer auch vier eigene Türen haben, hängt ebenfalls mit der Zahl Vier zusammen.

Auch wenn du nur zu einem kleinen Bach kommst und dich darin waschen willst, musst du andächtig zum Wasser sprechen. Du darfst nicht bloß deine Hand eintauchen und dir gedankenlos mit dem kalten Wasser das Gesicht waschen. Zeige Ehrfurcht. Geh langsam zum Bach. Schöpfe eine Hand voll Wasser, und gieße es viermal über dein Gesicht, dann neige den Kopf und bete. Alles Wasser im gesamten alten Gebiet der Chiricuhua ist für uns heilig.
(Beshad-e, Chiricuhua-Apache)

117

Die Zahl Vier steht auch für die vier Jahreszeiten, und vieles, was auf dieser Erde wächst hat vier Teile: Wurzeln, Stängel, Blätter und Früchte. Vier Dinge sind auch über der Welt: Sonne, Mond, Himmel und Sterne. Der Gottheiten sind vier: Der Große, die Helfer des Großen, Götter unter ihm und Geistwesen. Und nicht zuletzt ist der Mensch selbst unmittelbar von der Zahl Vier betroffen, denn er geht durch vier Lebensabschnitte: Kleinkindalter, Kindheit, Erwachsenenalter und hohes Alter.

Beständigkeit, Phantasie, Empfänglichkeit und Durchsetzungsfähigkeit – jedes Element symbolisiert etwas anderes. Alle gemeinsam spielen sie eine wichtige Rolle.

Die vier Elemente

Die vier Elemente spielen in vielen Kulturen der Welt eine wichtige Rolle. Hildegard von Bingen beispielsweise beschreibt in ihrer dritten Vision des ersten Buchs den Kosmos und die vier Elemente Erde, Wasser, Feuer und Luft.

Der Mensch besteht nicht nur aus Fleisch und Blut. Unsere Gewebe und Körperflüssigkeiten stehen für Erde und Wasser, Sauerstoff- und Blutkreislauf stehen für die beiden anderen Elemente Luft und Feuer.

Auch in der buddhistischen und hinduistischen Kunst und Architektur gibt es viele Anzeichen, die auf die Kraft der vier Elemente hinweisen. Mandalas und Stupas, buddhistische Sakralbauten sowie viele Tempelformen greifen die vier Elemente symbolisch oder bildlich immer wieder auf. Im Buddhismus wird die ganze menschliche Existenz von den Elementen Erde, Wasser, Feuer und Luft bestimmt; hinzu kommt hier der Raum. Durch sie erst formt sich der Körper und bleibt erhalten. Wenn die Elemente sich auflösen, dann stirbt der Mensch.

Erde

Während einer Schwitzhüttenzeremonie haben wir unmittelbaren Kontakt mit unserer Urmutter, der Erde. Sie ist das Symbol für Schöpfung, Geburt und Leben. Gleichzeitig steht sie für Erneuerung und Reinigung.

Bei vielen Zeremonien wird der Einzuweihende oder Kranke mit gefärbter oder ungefärbter Erde oder mit Schlamm eingerieben. Erde, Schlamm und Lehm besitzen die Fähigkeit, verschmutzte Energien und Krankheitskeime aus dem Körper zu ziehen. Des Weiteren manifestiert sich das Element Erde in der Zahl Vier und symbolisiert damit wieder die Vollkommenheit,

118

die der Erde eigen ist. Menschen, so heißt es, die spirituell arbeiten, sollen Früchte aus der Erde essen. Das »erdet« sie wieder. Damit sind z. B. Kartoffeln, Karotten und Rüben gemeint.

Mit dem Element Erde sind bei Naturvölkern auch Tabus verbunden. In bestimmten Gebieten beispielsweise darf der Boden nicht mit Metallwerkzeugen bearbeitet werden. »Wer zerreißt schon die Vagina seiner Mutter?«, heißt ein Spruch südamerikanischer Indianer. Bei vielen Völkern werden auch Erdtiere wie Schlangen und Echsen besonders geachtet, denn sie haben Teil am Wissen der Erd- und Ahnengeister, die in ihnen leben.

Luft

Das Element Luft erfahren wir in jedem Moment unseres Daseins um uns und in uns. Ohne Luft könnten wir nicht leben. Luft besitzt die Fähigkeit, Energien und Gedanken zu transportieren. Es trägt unsere Bitten und Gebete, die wir in der Schwitzhütte vollziehen, zum Großen Geist und stellt eine Verbindung zwischen ihm und uns her. Luft symbolisiert auch geistige Fähigkeiten. Gute, klare Luft fördert einen kreativen Denkprozess.

Leider ignorieren so viele Menschen die Bedeutung des Elements Luft. Sie lassen zu, dass sie verunreinigt wird. Diese Entwicklung ist unserem Geist nicht förderlich, darum gilt es, die Luft rein zu halten.

Dass Luft ein Transportmittel für Gedanken ist, spürt man deutlich an Plätzen, wo Schwitzhüttenzeremonien, Meditationen oder andere geistige Reinigungsrituale durchgeführt werden. An solchen Orten herrscht eine wesentlich reinere und gleichzeitig dichtere Energie.

Feuer

Feuer hat in vielen Kulturen die Bedeutung von etwas Heiligem. Man denke nur an die sakralen Feuer im alten Rom oder auch an das olympische Feuer. In vielen indianischen Mythen kommt zum Ausdruck, dass das Feuer als Geschenk eines Gotts angesehen wird. In anderen wiederum wurde das Feuer von einem Heilsbringer für die Menschen gestohlen.

Das Element Feuer gilt als Sitz eines Geists oder steht auch symbolisch für einen Gott. Bei Ritualen wie der Schwitzhütte steht es u. a. für die reinigende Kraft.

Das Feuer ist von den vier Elementen dasjenige, welches der Mensch selbst erzeugen kann. Nur hat er die Macht des Feuers

Knollen, Rüben, Kartoffeln und andere Erdfrüchte stellen einen intensiven Kontakt zur Erde her und sollten von Menschen gegessen werden, die spirituell arbeiten.

119

schon oft missbraucht. Wie viele Heilerinnen wurden beispielsweise auf Scheiterhaufen verbrannt? Feuer kann wärmen, Initialzündung sein, inspirieren, aber auch zerstören. Doch selbst nach der Zerstörung bildet die Asche die Basis für neues Leben. Die Kraft des Feuers ist so ambivalent wie viele andere Kräfte und Mächte der Natur. In der Schwitzhütte durchdringt die göttliche Kraft des Feuers die Steine, lädt sie auf, um mit ihrer Energie alte, hinderliche Gedanken sterben zu lassen, um auf allen Ebenen Platz für neue, fruchtbarere Gedanken und Empfindungen zu schaffen.

Die Ambivalenz des Feuers

Inneres Feuer: Der runde Feuerplatz im Inneren der Schwitzhütte, auf den die heißen Steine gelegt werden, stellt den Mittelpunkt des Weltalls dar. Dort wohnt der Große Geist, und von diesem Ort aus verströmt die Inspiration. Dieser Platz sollte mit besonders viel Achtung behandelt werden. Angehörige der Native American Church sagen, man solle davon ausgehen, dass sich Gott während einer Schwitzhüttenzeremonie an diesem Platz befindet. Man solle sich vorstellen, dass Gott einem von Angesicht zu Angesicht begegnet. Folgt man dieser Betrachtungsweise, bringt man der ganzen Zeremonie eine größere Demut entgegen.

Das Feuer muss brennen. Eine oftmals nicht leichte Aufgabe, die der Feuermann im Verlauf der Zeremonie zu bewältigen hat.

Äußeres Feuer: Dieser Platz ist genauso wichtig wie die Schwitzhütte selbst. Der Feuerplatz, an dem die Steine für die Schwitzhütte erhitzt werden, wird Feuer ohne Ende genannt und ist der Sonne geweiht. Er repräsentiert die enorme Kraft des Geists, der Wachstum bringt, allen Lebewesen den Kontakt zu wakan tanka verschafft und zur Erleuchtung führt.

Es ist die Aufgabe des Feuermanns, darauf zu achten, dass das Feuer ohne Ende nicht erlischt und die Steine glühend heiß in die Hütte gebracht werden. Oft lässt sich auch schon an der Art und Weise, wie das Feuer entfacht wird, erkennen, ob die Zeremonie unter einem guten oder einem schlechten Stern steht, ob den Teilnehmern eine leichte oder aber eine schwere Zeit bevorsteht. Schwierig ist es für einen Feuermann natürlich, das Feuer ohne Ende bei strömendem Regen oder mit nassem Holz am Leben zu erhalten. Um seine Aufgabe – egal ob er sie bei Regen oder bei Sonne wahrnimmt – zu würdigen, bekommt der Feuermann von den Teilnehmern der Schwitzhütte am Ende der Zeremonie ein kleines Geschenk, ein »Give away«.

Wasser

Die Erde ist zu 71 Prozent mit Wasser bedeckt. Auch der Mensch besteht zu 70 Prozent aus Wasser. Allein dadurch wird schon deutlich, welche Bedeutung das Element Wasser auf unserem blauen Planeten hat. Wasser bedeutet Leben. Es ist das Element, welchem der Mensch zu Beginn seines Lebens zuerst begegnet. Das Fruchtwasser trägt ihn neun Monate lang. Somit ist Wasser ein Bindeglied zwischen Entstehung und Leben. Erst im und durch das Wasser kann Leben entstehen und Transformation stattfinden. Somit steht es für das Leben spendende Element. Ohne Wasser wäre kein Leben möglich. Menschen, Tiere und Pflanzen sind von ihm abhängig.

Die Ogahalla-Sioux sehen im Element Wasser Donnerwesen, die Schrecken erregend kommen, danach den Menschen aber läutern und von alten Dingen reinigen.

Die Kosmologien vieler Völker haben Wasser als zentrales Element. Die Erde symbolisiert das Weibliche, der Himmel das Männliche, der Regen ist der Samen. Fällt der Regen, kommt es zur Befruchtung der Mutter Erde. Durch diesen Akt wird Leben überhaupt erst möglich. Die Pflanzen können wachsen und den Menschen als Nahrung dienen. Ohne Wasser wäre Wachstum nicht möglich. Die Kräfte von Himmel und Erde entfachen erst dann ihre schöpferische Kraft, wenn Wasser beide verbindet.

Das verbindende Element

In der Schwitzhütte wird dies nachempfunden. Der aufsteigende Wasserdampf schafft eine Verbindung zwischen den Menschen und dem Großen Geist. Mit seinem Dampf steigen die Gebete zu wakan tanka empor und können von ihm empfangen und transformiert werden.

Wasser hat auch eine reinigende und Segen bringende Funktion. Viele indianische Rituale werden nach Möglichkeit direkt an einem Fluss abgehalten. Das Wasser des Flusses reinigt den Menschen zum einen körperlich, zum anderen wäscht es auch zugleich alte Sünden und alte Ängste fort und gibt ihm in der Reinheit neue Kraft.

Eine weitere symbolische Bedeutung, die das heilige Element Wasser besitzt, ist seine Wandlungsfähigkeit. Wohl nichts in der Natur hat solch vielfältige Erscheinungsformen wie das Wasser. Es kann Regen, Hagel und Schnee sein, Eis oder Dampf.

Diese Wandlungsfähigkeit zeigt den Indianern, dass nichts von Bestand ist. Alles unterliegt einer permanenten Veränderung. Nichts bleibt, wie es war. Und alles steigt irgendwann wieder zum Großen Geist empor.

Räucherkräuter

Das Durchführen einer Schwitzhüttenzeremonie ist ohne die Verwendung von Räucherstoffen nicht denkbar. Die Pflanzen werden auf die glühend heißen Steine gegeben und haben die Aufgabe, über den Duft, den sie entfalten, den Geist der Teilnehmer von negativen Gedanken zu reinigen, sie frei zu machen und zu öffnen, damit sie mit dem Großen Geist in Verbindung treten können.

Auch Düfte weisen den Weg zu wakan tanka. So wie Rauch und Düfte zu ihm aufsteigen, steigen auch unsere Gedanken zum Großen Geist empor.

Steppenbeifuß (Artemisia spp.)

Im Englischen heißt die Pflanze, die den Schwitzhütten eine ganz besondere Duftnote verleiht, »sage«. Fälschlicherweise wird Sage häufig mit Salbei übersetzt, hat aber wenig damit zu tun. Die richtige Übersetzung für den englischen Sage ist Steppenbeifuß, Präriebeifuß oder indianischer Salbei.

Wer in den Genuss von echtem Sage gekommen ist, weiß, welche Kraft und reinigende Energien in dem Rauch dieser Pflanze stecken können.

Die Prärieindianer verwenden Sage für die spirituelle Reinigung von Plätzen und Menschen, zur Vertreibung von negativen Kräften und von Krankheitsgeistern oder »bad spirits«, so genannten rastlosen Seelen, die ihr Unwesen treiben. Beim jährlichen Sonnentanz ist Sage ein wichtiges Utensil, wie folgender Kommentar von Black Elk zeigt:

»Bei jedem Sonnentanz tragen wir Sagekränze (mit Adlerfedern) auf unserem Kopf, denn dies ist ein Zeichen, dass unsere Gedanken und Herzen dem Großen Geist und seinen Mächten nahe sind, weil der Kranz die Dinge des Himmels, die Sterne und Planeten darstellt, die geheimnissvoll und heilig sind.«

Sage ist bei uns sehr schwer, und wenn überhaupt, nur in Esoterikläden, auf großen Märkten oder in speziellen indianischen Läden erhältlich.

Salbei (Salvia spp.)

Der bei uns auf Märkten oder in Gewürzläden erhältliche Salbei hat mit dem »white sage«, dem weißen Salbei, der von kalifornischen Indianern bei Zeremonien verwendet wird, nur wenig gemeinsam.

Aber auch der in unseren Breiten vorkommende Salbei (Salbei officinalis) hat eine reinigende und heilende Wirkung, besonders für die Atemwege.

Die Indianer sprechen dem Salbei neben seinen Heilkräften auch die Fähigkeit zu, dorthin Frieden zu bringen, wo Unstimmigkeiten herrschen.

In Amerika verwenden verschiedene Stämme für ihre Zeremonien eine Mischung aus weißem und schwarzem Salbei, Sage und Sedonawacholder, der White Buffalo heißt. Diese Mixtur ist bei uns allerdings nicht erhältlich.

Bauen Sie selbst Salbei an, um die Blätter für Zeremonien zu verwenden, dann bitten Sie die Pflanzen darum, besonders ihre heilenden Kräfte zum Ausdruck zu bringen, um den Wesen, die Unterstützung und Heilung brauchen, Kraft und Gesundheit zu bringen.

Salbei wirkt antibiotisch, adstringierend (zusammenziehend), verdauungsfördernd, krampflösend, stärkt das Immunsystem und bringt Energie.

Vanillengras (Hierochloe odorata L.)

Vanillengras oder »sweetgras«, wie die englische Bezeichnung lautet, ist ein wundervoll duftendes Gras, bei dessen Geruch man sich schnell in indianische Welten versetzt fühlt. Es wächst in den feuchten Niederungen der amerikanischen Prärien. Viele Stämme, wie z. B. die Blackfeet, Dakota, Omaha, Pawnee oder Winnebago, verwenden es bei ihren Heilungszeremonien.

Vanillengras wird entweder zusammen mit oder anstelle von Sage eingesetzt. Es kann aber auch mit Tabak und anderen Pflanzen gemischt werden, um es zu rauchen oder damit die Luft zu räuchern.

Vor dem Trocknen flechten Indianer Sweetgras zu langen Zöpfen, um es bei einer besonderen Zeremonie als duftenden Weihrauch zu verbrennen.

Ähnlich wie Sage wird auch Sweetgras nicht nur in der Schwitzhütte verwendet, sondern auch beim Sonnentanz.

Viele Stämme nennen Sweetgras wachanga und verwenden es, um positive und negative Kräfte herbeizurufen. Andere Indianerstämme benutzen es wiederum zur Reinigung und Vertreibung von negativen Kräften. Um welchen Stamm es sich auch immer handelt: Während eines Schwitzhüttenrituals fehlt Sweetgras niemals, um alle Beteiligten zu reinigen und sie auf ihrem spirituellen Weg zu unterstützen.

Sweetgras ist in Deutschland in verschiedenen Bioläden und Geschäften mit indianischen Kulturgegenständen erhältlich.

Sanfte Heilung durch Atmen

Nüchtern betrachtet findet beim Atmen ein Gasaustausch statt. Der Organismus nimmt Sauerstoff auf und gibt Kohlendioxid ab. Dieser lebensnotwendige Mechanismus läuft automatisch ab, solange wir existieren. Der Atem bedarf unserer Aufmerksamkeit nicht – so die weit verbreitete Vorstellung. Ganz anders sehen dies die Indianer. Für sie ist der Atem elementar wichtig, er ist die Verbindung aller Wesen und die Verbindung zum Kosmos. Mit dem Einatmen öffnet sich der Mensch für Neues, das Ausatmen befreit und reinigt. Bewusst zu atmen, heißt für sie, das Leben zu bejahen und den Weg inneren Wachstums zu gehen. Mit besonderen Übungen verleihen sie der großen Bedeutung, die der Atem für sie hat, Ausdruck.

Verbindung mit dem Leben

Es gibt wohl nichts, was uns mehr mit dem Leben verbindet als der Atem. Er ist unser treuester Begleiter. Vom ersten bis zum letzten Moment unseres Lebens atmen wir – mal bewusst, mal unbewusst. Bei Aufregung atmen wir schneller, wenn wir Angst haben oder geschockt sind, atmen wir langsamer. Im Augenblick unserer Geburt, wenn die physische Verbindung zu unserer Mutter gelöst wird, beginnen wir unser eigenständiges Leben mit einem Atemzug. Im Moment unseres Sterbens, wenn wir unseren physischen Körper verlassen, tun wir den letzten Atemzug.

Nicht zu atmen, bedeutet letztlich immer zu sterben. Wenn der Mensch aufhört zu atmen und sein Gehirn nicht mehr mit frischem Sauerstoff versorgt wird, stirbt er nach 5 bis spätestens 15 Minuten.

Du bist in diesem Universum, und dieses Universum ist in dir.
(Joy Harjo, Creek-Dichterin)

Durch den Winter
Durch den Sommer
Durch den ganzen Reigen der Monate
Habe ich um Licht für Dich gebetet.
Ich bitte um den Leben spendenen Atem des großen
Geheimnisses:
Den Atem des hohen Alters,
Den Atem der Wasser,
Den Atem der Samen,
Den Atem der Fülle,
Den Atem der Fruchtbarkeit,
Den Atem der Kraft,
Den Atem des guten Geists,
Den Atem allen guten Geschicks.
Ich bitte um seinen Atem und indem ich seinen Atem
Hineinhole,
In meinen warmen Körper füge ich ihn jetzt deinem Atem hinzu
Damit Du immer glücklich leben mögest.
In Wahrheit solange wir uns am Licht des Tages erfreuen,
Mögen wir füreinander beten,
dass wir unseren Weg zu Ende gehen mögen.

(Aus einem Zuni-Gebet)

Bäume bereichern nicht nur unsere Umwelt, spenden Schutz und Schatten, sondern schenken uns den lebenswichtigen Sauerstoff.

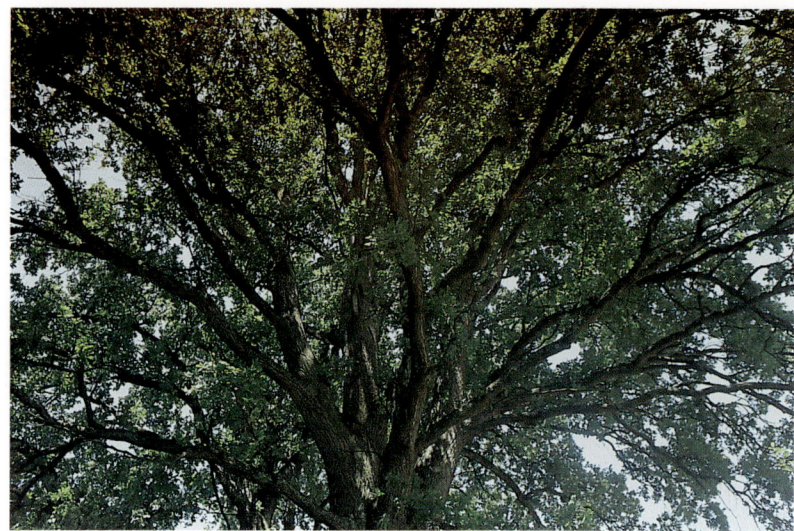

Atmen bedeutet Bejahung

Wenn wir unbewusst und flach atmen, entziehen wir uns unbewusst dem Leben, sagen nicht wirklich Ja zu uns und zu dem, was uns widerfährt. Dieses Verneinen bedeutet gleichzeitig, sich dem Großen Geist und dem, was er für uns als Geschenk bereithält, zu verweigern. Tief einzuatmen heißt, das Leben ganz in sich aufzunehmen. Bewusst zu atmen heißt auch, dass man bereit ist, sich dem Leben zu stellen. Wenn wir einatmen und dies nicht nur oberflächlich, sondern ganz bewusst tun, dann füllen wir jede einzelne Körperzelle mit frischem Sauerstoff und frischem Lebenselixier.

Atmen bedeutet die Bejahung des Lebens und unserer selbst. Indem wir unser eigenes Leben und unseren Körper bejahen, sagen wir auch Ja zu allen Menschen, zu allen Tieren und zu allen Pflanzen. Der Atem ist das, was uns am direktesten mit unserer Umwelt verbindet. Wir nehmen nicht nur dieselbe Luft, die andere Menschen und Tiere atmen, in uns auf, wir nehmen gleichzeitig auch noch die Energien auf, die sich in unserer Umgebung befinden.

Erst richtiges Atmen macht uns bewusst, dass wir leben. Durch die richtige Atmung stärken wir unseren Körper.

Innere und äußere Welt verbinden

Den meisten Menschen ist nicht bewusst, dass durch unseren Atem eine Verbindung von innerer und äußere Welt entsteht. Indem wir Sauerstoff in uns aufnehmen, kommen wir mit denselben Atomen in Kontakt, die vor uns schon Buddha, Christus, indianische Medizinmänner und unzählige andere Menschen in sich aufgenommen haben und wieder an den Kosmos zurückgegeben haben. Genau diese Verbindung ist den Indianern so wichtig. Sie zeigt ihnen immer wieder, dass wir alle zusammengehören. Der Atem bringt zum Ausdruck, dass der Mensch mit allen anderen Menschen, Tieren und Pflanzen und dem gesamten Kosmos in ständiger Wechselbeziehung steht.

Sauerstoff – ein Geschenk der Pflanzen

Wie wichtig in dieser Verbindung die Pflanzen sind, haben die Indianer nicht vergessen. Sie sind sich bewusst, dass wir ohne sie nicht lebensfähig wären, denn sie sind diejenigen, die unseren verbrauchten Sauerstoff, das Kohlendioxid, aufnehmen, es umwandeln und uns wieder sauberen, frischen Sauerstoff schenken, der unser Weiterleben garantiert.

Darum können die Indianer nicht begreifen, welcher Raubbau mit den Regenwäldern betrieben wird und wie gleichgültig Menschen mit Pflanzen umgehen. Für sie sind Pflanzen die Haare von Mutter Erde. Und sie würden nie auf die Idee kommen, ihrer Mutter die Haare auszureißen.

Der Atem als Lehrer

Die Indianer wissen nicht nur, dass der Atem das Bindeglied zwischen allen Wesen ist, sie sehen ihn auch als Lehrer für jeden Einzelnen an. Mit der heilenden Wirkung des Atems arbeiten Heiler verschiedener indianischer Traditionen. Für die Lakota-Indianer beispielsweise ist der Atem zugleich auch *wakan tanka*, der Große Geist, der allen Menschen Heilung beschert.

Nicht nur bei den Indianern, sondern in allen Bewusstseins- und Heilschulen alter Tradition wird dem Atem besondere Aufmerksamkeit geschenkt. In buddhistischen Schriften ist überliefert, dass bereits Buddha seine Schüler gelehrt hat, durch Atemübungen die Aufmerksamkeit zu erhöhen. Auch im Yoga und in anderen östlichen Lehren gibt es zahlreiche Übungen, die dazu beitragen, durch das Atmen das eigene Bewusstsein und den eigenen Körper besser wahrzunehmen.

Unser Atem spiegelt unsere Stimmungen wider, davon zeugen Redensarten wie: »Mir stockte der Atem«, oder: »Diese Landschaft ist atemberaubend.«

Sich öffnen und loslassen

Die Indianer sehen im Einatmen die Möglichkeit, sich Neuem zu öffnen und sich auszuweiten. Der Atem steht gleichzeitig dafür, den Mut zu haben, sich ein Stück Leben zu gönnen. Die

127

Zufuhr von frischem Sauerstoff bedeutet in ihren Augen die Aufnahme neuen, unverbrauchten Lebens, das ihnen Reinheit verschafft.

Im Ausatmen hingegen findet ein Loslösungsprozess von Ängsten und alten Erfahrungen statt. Die Indianer haben Atemtechniken zur Verfügung, mit denen es ihnen gelingt, Altes auszuatmen, sich Neuem zu öffnen und Klarheit und Bewusstheit in sich aufzunehmen. Sie sehen Atemübungen als Reinigungsrituale an, die dazu beitragen, einen Schritt weiter auf dem Weg des inneren Wachstums und des Herzens zu gehen.

Und es ist dieser Weg, der zu Bewusstheit führt und damit psychische und physische Gesundung mit sich bringt. Der Mensch bekommt dadurch die Möglichkeit, sich nach und nach mehr zu begreifen und kennen zu lernen. Es entsteht ein Gefühl der Verbundenheit mit allen Mitwesen, und es wird der Erkenntnis Raum gegeben, dass wir mehr sind als nur unser physischer Körper mit all seinen Grenzen.

Wenn Sie anfangen, Ihren Atem bewusst wahrzunehmen, können Sie auch bestimmte Verhaltensmuster besser erkennen. Bewusster Atem bedeutet bewusstes Leben.

Transformation

Durch kontrollierten und kurzen, oberflächlichen Atem vermeiden es Menschen, mit tieferen und verdrängten Erfahrungen in Kontakt zu kommen, die ihnen in der Vergangenheit viele Schmerzen bereitet haben.

Der Atem hilft uns dabei, diese Erfahrungen, die scheinbar unauslöschlich in allen Körperzellen und in unserem Bewusstsein

So wie der Baum
Nicht endet
An der Spitze
Seiner Wurzeln
Oder seiner Zweige –

So wie ein Vogel
Nicht endet
An den Federn
Und seinem Flug –

So wie die Erde
Nicht endet
An ihrem höchsten Berg:
So ende auch ich nicht

An meinem Arm
Meinem Fuß
Meiner Haut,

Sondern greife
Unentwegt
Nach außen
Hinein in den Raum
Und alle Zeit
Mit meiner Stimme
Und meinen Gedanken

Denn meine Seele
Ist das Universum

(N. H. Russel)

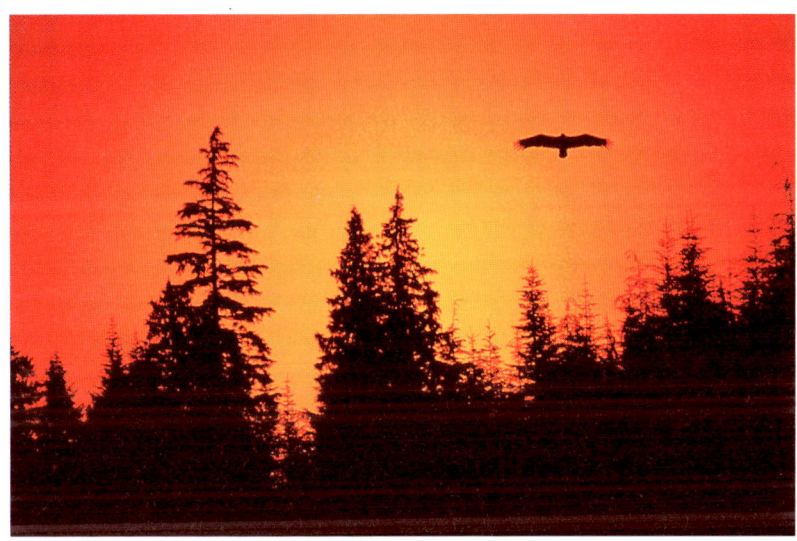

Mit jedem Atemzug Ängste und Traurig-keit hinter sich lassen und dem Abenteuer Leben wie ein Adler entgegenfliegen.

gespeichert sind, hinauszutragen und sie dem Universum zur Transformation zu überlassen.

Häufig glauben wir, jemand zu sein, der wir eigentlich gar nicht sind. Das kann daran liegen, dass Menschen uns irgendwann be- und verurteilt haben. Wir haben dieses Urteil bedingungslos an-genommen und uns damit identifiziert, ohne es wirklich jemals zu hinterfragen.

Wenn beispielsweise ein Kind von seinen Eltern vermittelt be-kommt, dies und jenes könne es einfach nicht, glaubt es dies mit der Zeit selbst. Es gibt sich nicht mehr die richtige Mühe und schöpft somit seine eigentlichen Kapazitäten gar nicht aus. Viel-leicht und hoffentlich hat es dann irgendwann im Leben die Chance, zu erkennen, dass es sich bei der Beurteilung lediglich um eine Vorstellung der Eltern gehandelt hat, von der es sich befreien kann.

Als Erwachsene können wir uns solchen Be- und Verurteilungen noch einmal öffnen und erkennen, dass wir das gar nicht sind. Wir sind in der Lage, uns davon zu lösen, um für etwas Neues be-reit zu sein. Dabei kann der Atem sehr hilfreich sein.

In dem Moment, wo wir die Energie loslassen, transformiert das Universum all diese Erfahrungen. Aus der negativen Energie al-ter Verletzungen, die wir in uns tragen, gewinnt das Universum neue positive Energie. Der Atem ist eine Tür zu einer höheren Bewusstseinsebene, die nur darauf wartet, von uns geöffnet zu werden.

Der Atem ist dein treuester Freund. Er begleitet dich vom ersten bis zum letzten Moment deines Lebens.

129

Träger der Lebensenergie

Der Atem transportiert unsere Lebensenergie. Er ist die Quelle allen Lebens in uns und um uns herum. Alles, was wir denken, tun und fühlen sowie alle körperlichen, psychischen und geistigen Äußerungen und Funktionen sind Ausdruck eben dieser Lebensenergie. Sowie der fließende, bewusste Atem Ausdruck strömender Lebensenergie ist, so ist der gestörte, flache Atem Ausdruck davon, dass wir nicht im Einklang mit unserem Leben sind.

Der Atem ist auch der Ausdruck Gottes. Durch und im Atem präsentiert sich Gott, und dort können wir ihn auch am direktesten erfahren.

Was physikalisch geschieht

Jedes Mal, wenn wir Luft holen, atmen wir etwa einen halben Liter Luft in die Lunge ein. Im Inneren der Lunge befinden sich die so genannten Alveolen. In diesen Lungenbläschen findet der Austausch von Sauerstoff und Kohlendioxid statt. Von dort gelangt der Sauerstoff ins Blut. Die roten Blutkörperchen transportieren ihn in alle, selbst in die entlegensten Zellen des Körpers. In den Zellen findet mit Hilfe des frischen Sauerstoffs der Stoffwechsel statt. D. h., die eigentliche Atmung vollzieht sich in den Zellen. Dabei wird Kohlensäure als Abfallprodukt zurück in die Lunge transportiert. Dort angekommen, erfolgt noch ein weiterer Austauschprozess, und Kohlendioxid und Wasserstoff verlassen in Form von Atem den Körper. Was daraus folgt: Je bewusster wir atmen, desto weniger Abfall befindet sich in den Zellen. Und der Abtransport der restlichen Abfallstoffe ist wesentlich leichter.

Unsere Atmung, die unbewusst erfolgt, wird vom Atemzentrum gesteuert, das im verlängerten Rückenmark und im Hirnstamm liegt. Der Automatismus des Atmens sorgt auch im Schlaf, bei Stress und sogar unter Narkose für frische Sauerstoffzufuhr.

Die nebenstehende Zeichnung erklärt den Weg der Luft durch die Nase bis in die Lunge und ihre Umwandlung im Körper.

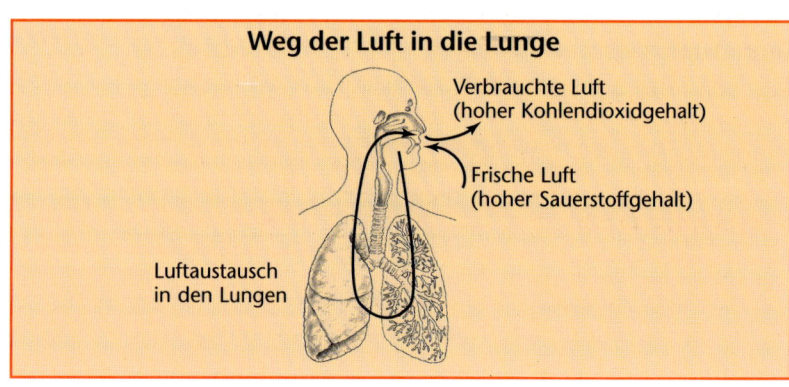

Weg der Luft in die Lunge

Verbrauchte Luft
(hoher Kohlendioxidgehalt)

Frische Luft
(hoher Sauerstoffgehalt)

Luftaustausch
in den Lungen

Atemübungen

Der Atem kann Ihnen einiges über Ihre eigenen Stimmungen verraten. Wie atmen Sie? Sind Sie unruhig? Atmen Sie flach? Um sich selbst besser kennen zu lernen, ist es sinnvoll, sich ganz bewusst mit dem eigenen Atem auseinander zu setzen. Versuchen Sie sich, so häufig wie möglich, Ihres Atems zu erinnern.

Anfangs ist es hilfreich, an den verschiedensten Plätzen in der Wohnung kleine Zettel aufzuhängen. Diese werden Sie immer wieder daran erinnern, Ihre Konzentration auf den Atem zu richten. Somit können Sie im Lauf der Zeit Ihre Atmung intensivieren und gleichzeitig bewusster mit sich selbst und Ihrem Körper umgehen.

Durch bewusstes Atmen können wir erspüren, wo innere Blockaden sitzen. Aber auch latente Verspannungen, Schmerzen und Krankheitssymptome sowie überlastete Organe und Körperregionen lassen sich durch Atemübungen gut erfassen.

Wichtig beim Atmen ist, das anzunehmen, was ist. Wenn wir bereit sind, uns und unsere Wahrheit direkt und unmittelbar zu erfahren, dann wird der Atem und gleichzeitig der Große Geist uns helfen, bewusst durch diesen Prozess hindurchzugehen. Am Ende werden wir von vielen psychischen Leiden befreit sein.

Durch Atemübungen lernen wir, uns in unserer jetzigen Situation wahrzunehmen, sie zu akzeptieren und Ängste, Sorgen und veraltete Sichtweisen loszulassen, um uns für eine neue Lebensenergie zu öffnen.

Durch tiefes und bewusstes Atmen wird die Sauerstoffzufuhr erhöht. Dadurch kommt es zu einer vermehrten Ausscheidung von Abfall- und Schadstoffen, die sich im Körper angesammelt haben. 70 Prozent der Schlacken werden durch den Atem abtransportiert. Wenn es uns gelingt, das Atmen und das Bewusstsein zu verbinden, sind wir mit der Lebensenergie verbunden.

Grundübung

Als erste Übung empfiehlt es sich, sich erst einmal mit dem eigenen Atem vertraut zu machen. Legen Sie sich dazu auf den Rücken, und beobachten Sie Ihren Atem, ohne ihn zu bewerten oder zu verändern.

● Beobachten Sie lediglich, wie die Luft beim Einatmen in die Nase einströmt und wie sich danach die Lungenflügel füllen.

● Nehmen Sie dann wahr, wie sich der Brustkorb dehnt und Luft in den Bauchraum fließt.

● Erspüren Sie nun, wie die Luft den Körper wieder verlässt.

● Versuchen Sie zunächst nur, diesem Kreislauf des Ein- und Ausatmens bewusst zu folgen.

In den Bauch atmen

Nachdem Sie Ihr eigenes Atmen eine Weile wahrgenommen haben, gehen Sie dazu über, langsam und bewusst tief in den Bauch einzuatmen und gleichmäßig durch die Nase wieder auszuatmen. Machen Sie diese Übung etwa 5 Minuten lang, und versuchen Sie dann, nachzuspüren, ob sich eine Veränderung bemerkbar gemacht hat.

Damit nichts den Fluss des Atems einengt, sollten Sie bei Atemübungen stets lockere, bequeme Kleidung tragen.

Der Guten-Morgen-Gruß

Auch mit dieser Übung können Sie Ihre Selbstwahrnehmung positiv verändern und sich besser mit dem Leben verbinden. Nehmen Sie sich jeden Morgen 15 Minuten Zeit, um wach zu werden und Ihren Tag zu begrüßen.

● Stellen Sie sich gerade hin, die Beine leicht ausgestellt, so dass diese mit den Schultern eine Linie bilden.

● Geben Sie Ihr Gewicht nun ganz bewusst an die Füße ab. Versuchen Sie, sich mit dem Boden zu verbinden und das gesamte Körpergewicht in die Erde zu leiten.

● Wenn Sie einen festen Stand gefunden haben, atmen Sie bewusst die Kraft von Mutter Erde ein. Stellen Sie sich vor, Sie würden Energie durch die Füße einatmen. Ziehen Sie die Kraft von den Füßen nach oben, entlang der Wirbelsäule bis zum Scheitel durch den ganzen Körper.

● Atmen Sie die verbrauchte Luft bewusst durch die Nase aus. Stellen Sie sich dabei vor, dass alte, unnütze Ängste und negative Gedanken den Körper und das Bewusstsein verlassen und wieder neuer Platz für frische Energie und positive Empfindungen und Emotionen entsteht.

● Wiederholen Sie die Übung einige Male, bis Sie das Gefühl haben, dass sich ein Kreis schließt: Frische Luft »durch die Füße« einatmen und verbrauchte Luft durch die Nase ausatmen. Seien Sie sich Ihrer selbst und Ihres Körpers dabei so bewusst wie möglich.

● Beenden Sie die Übung, indem Sie 3-mal tief in den Bauch ein- und ruhig durch die Nase ausatmen. Diese Übung lässt sich auch ohne weiteres an unterschiedlichen Plätzen wiederholen. Sie dient gleichzeitig dazu, sich besser wahrzunehmen und die Konzentrationsfähigkeit zu steigern. So eignet sich das Warten an der Bushaltestelle hervorragend dafür; genauso gut können Sie einmal im Büro eine kleine Pause einlegen, das Fenster weit öffnen und die Übung durchführen.

Übungen einer Yaqui-Zauberin

Bevor Sie mit den Atemübungen beginnen – das gilt generell –, ist es ratsam, sich erst einmal etwas zu sammeln und an dem Ort, an dem Sie sich gerade befinden, anzukommen.

Versuchen Sie, Ihren Körper und die Umgebung bewusst wahrzunehmen. Sorgen Sie für frische Luft und eine ruhige Atmosphäre. Entspannen Sie vor den eigentlichen Übungen mit ein paar Atemzügen.

Die Atemübungen der Yaqui-Zauberin sollten nicht länger als einige Minuten gemacht werden.

Der Kraftatem

Die regelmäßige Anwendung dieser Atemübung bringt die innere Energie wieder ins Gleichgewicht.

● Setzen Sie sich, den Oberkörper leicht vorgebeugt, auf den Boden. Die Füße bleiben am Boden, die Knie sind so nah wie möglich an den Körper (Brust) gezogen.

● Umfassen Sie die Unterschenkel mit den Armen. Die Hände sind vor den Knien verschränkt oder umfassen die Ellenbogen.

● Spannen Sie die Armmuskeln an, damit die Beine seitlich nicht wegrutschen. Atmen Sie flach (wenn Sie richtig sitzen, ist sowieso kein anderer Atem möglich).

● Lassen Sie sich nun auf den Rücken rollen, ohne den Druck der Arme zu lockern. Bleiben Sie für einige Atemzüge in dieser Stellung.

● Lösen Sie nun die Arme, und legen Sie sich ausgestreckt auf den Rücken.

Wer bewusst atmet und sein Leben akzeptiert, wird immer auch in Harmonie mit seiner Umwelt stehen. Auch für Kinder sind diese Atemübungen hilfreich, um zu entspannen und Kraft zu tanken.

Übung zur Bildung einer Schutzhülle

Der folgende Atemzyklus schützt Sie davor, dass negative und störende Energien von außen in das eigene Energiefeld eindringen. Gleichzeitig verhindert er auch, dass die eigene Lebensenergie von außen »angezapft« wird.

Bei dieser Übung ist es hilfreich, sich den Atem farbig (z. B. golden) vorzustellen. Auf diese Weise lässt sich der aufgebaute Schutz gut visualisieren.

● Setzen Sie sich mit geradem Rücken auf den Boden. Der Blick ist leicht in Richtung Nasenspitze gesenkt, die Augen sind halb geöffnet.

● Atmen Sie jetzt tief ein. Stellen Sie sich vor, Sie würden durch Ihr Geschlecht atmen. Ziehen Sie dabei den Bauch ein und die Luft Wirbel für Wirbel hoch – an den Nieren vorbei und bis zu einem Punkt zwischen den Schulterblättern. Halten Sie hier, am Herzchakra, einen Moment lang inne.

● Ziehen Sie dann die Luft hoch bis zum Hinterkopf, über den Scheitel bis zu dem Punkt zwischen den Augenbrauen.

● Halten Sie dort einen weiteren Moment lang inne, und atmen Sie dann durch die Nase langsam und bewusst aus. Vergegenwärtigen Sie sich dabei, wie die Luft an der Vorderseite des Körpers abwärts strömt – über einen Punkt unterhalb des Bauchnabels und weiter zum Geschlecht, wo der Zyklus begonnen hat.

● Wiederholen Sie den Zyklus 10 bis 15 Minuten lang.

Der Geist spiegelt unseren Atem wider. Wenn der Atem gleichmäßig geht, ist der Geist still. Wird der Atem unstet, zittert der Geist wie Blätter im Wind. (Yaqui-Indianerin)

Das innere Hören

Diese Übung hilft, mehr Kontakt zur inneren Stimme und zur eigenen Intuition zu bekommen. Sie macht die Ohren empfindlicher, um die Stimme des Geists zu hören.

● Lassen Sie die Energie beim Atmen durch die Ohren strömen. Dabei ist es wichtig, die Aufmerksamkeit beim Ausatmen auf den Gehörgang zu lenken.

● Atmen Sie mit geschlossenem Mund durch die Nase aus. Dabei liegt die Zunge am Gaumen an. Versuchen Sie, geräuschlos zu atmen.

● Atmen Sie einige Male aus und ein, bis Sie merken, dass Ihre Aufmerksamkeit ganz und gar beim Gehörgang ist.

● Reiben Sie nun beide Handflächen so lange aneinander, bis sie ganz heiß sind.

● Legen Sie die Hände auf die Ohren, so dass sich die Fingerspitzen fast am Hinterkopf berühren.

● Massieren Sie die Ohren mit leichten Kreisbewegungen. Legen Sie dann (die Hände bleiben auf den Ohren liegen) die Zeigefinger beider Hände über die Mittelfinger. Lassen Sie anschließend beide Zeigefinger auf dem Halsbereich hinter den Ohren schnappen.

Sonnenenergieatem

Diese Übung dient dazu, Sonnenenergie aufzunehmen, um dadurch die eigene Lebensenergie zu steigern. Die Sonnenenergie lädt den Atem mit zusätzlicher Kraft auf und verteilt sich im ganzen Körper.

● Wenden Sie sich mit geschlossenen Augen der Sonne zu. Versuchen Sie zunächst, Kontakt zu ihr herzustellen, sie im Gesicht und auf dem Körper zu spüren.

● Atmen Sie nun durch den Mund ein, und ziehen Sie die Sonnenenergie hinunter in den Bauch. Versuchen Sie, sie dort so lange wie möglich zu halten.

● Schlucken Sie dann, und atmen Sie die Restluft aus.

● Wiederholen Sie die Übung 3-mal. Stellen Sie sich dabei vor, eine Sonnenblume zu sein.

Mit dem inneren Ohr kann man die Aufforderungen oder Anordnungen des Geists erlauschen. (Yaqui-Indianerin)

Atmen in verschiedene Körperregionen

● Halten Sie die Augen wie bei der vorhergehenden Übung fest geschlossen. Stellen Sie wieder zunächst den direkten Kontakt zur Sonne her.

● Atmen Sie 3-mal durch die Nase ein und durch den Mund wieder aus. Stellen Sie sich beim Vorgang des Einatmens vor, dass das goldene Sonnenlicht den Rücken herunterläuft, um die Kanäle, die sich entlang der Wirbelsäule befinden, energetisch aufzuladen.

● Sie können sich auch dabei leicht vorstellen, wie die Sonnenenergie alle Zellen Ihres Körpers, Ihrer Füße und Beine, Ihrer Arme, Ihres Rückens und Ihrer Bauchseite mit frischer Energie versorgt.

● Vergegenwärtigen Sie sich beim ruhigen Ausatmen, dass alle schmutzige, negative Energie abtransportiert wird.

Sonnenenergie-Bauchatmung

● Richten Sie die ganze Aufmerksamkeit direkt auf die Stelle unterhalb des Nabels. Atmen Sie so lange entspannt ein und aus, bis sich die Vorstellung eines Bands zwischen Ihrem Bauch

Jeder Baum erzählt eine andere Geschichte. Um den richtigen Baum zu finden, aus dem Sie Stärke und Kraft gewinnen können, lassen Sie sich einfach von Ihrem Gefühl leiten.

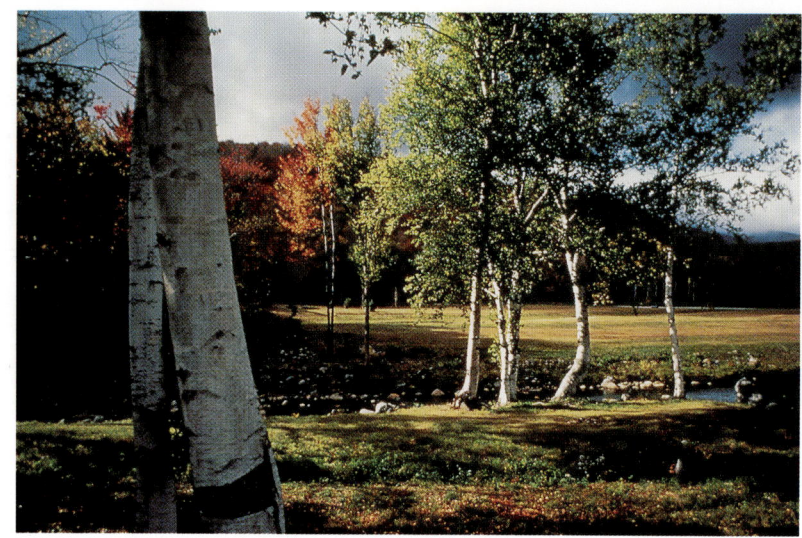

und der Sonne einstellt. Visualisieren Sie dieses Bild, und bewahren Sie es in Ihrem Inneren.

● Von diesem Band aus fließt beim Einatmen goldene Sonnenenergie in Ihren Bauch und verteilt sich von dort in alle Zellen Ihres Körpers.

● Beim Ausatmen gelangt verbrauchte Energie zur Sonne und wird von ihr transformiert.

Es ist ratsam, einen Volkshochschulkurs oder eine spezielle Atemschule zu besuchen, da sich sonst schnell Fehler einschleichen.

Sonnenenergie-Rückenatmung

● Setzen Sie sich mit dem Rücken zur Sonne. Richten Sie dabei Ihre Aufmerksamkeit auf den Punkt zwischen Ihren beiden Schulterblättern.

● Stellen Sie sich wieder ein Band vor, das sich von der Sonne bis zu diesem Punkt erstreckt.

● Atmen Sie durch die Nase ein. Die Lichtenergie der Sonne fließt an der Wirbelsäule herunter und erfüllt Ihren Körper mit frischer Energie.

Stärkende Affirmation

Alle Atemübungen helfen, sich selbst bewusster wahrzunehmen. Mit der Zeit werden Sie auch ein immer besseres Gefühl für Ihren Atem bekommen. Sie können sich dann auch abends vor dem Einschlafen noch einmal bewusst eine Affirmation sagen, dass der Atem mit Hilfe der frischen Nachtluft alte Ängste und Sorgen wegwehen und Ihnen frische Energie bringen soll.

Atmen mit Bäumen

Bäume sind unsere Lebensspender. Dadurch, dass sie Kohlendioxid in frischen Sauerstoff umwandeln, sind wir überhaupt erst in der Lage, zu überleben. Dies ist ein entscheidender Grund, warum Indianer die Kraft der Bäume besonders achten. Es gibt Naturvölker, die Bäume als die Medizinleute des Pflanzenreichs ansehen. Bäume können – ebenso wie Tiere – auch als Alter Ego dienen.

Alle Dinge sind miteinander verbunden. Wenn man die Bäume fällt, deren Wurzeln mit allem verbunden sind, muss man sie um Verzeihung bitten, sonst fällt ein Stern vom Himmel. (Älterer der Lacanon-Maya)

Wurzeln, Stamm, Zweige und Früchte

Der Baum symbolisiert den Transformationsprozess schlechthin. Die Wurzeln sind die Vergangenheit. Sie stehen für die Art und Weise, wie wir unser Erbe und unsere Ahnen ehren. Der Stamm stellt unser derzeitiges Leben dar. Er zeigt, wo unsere kreative Kraft hingelenkt wird und wo es zu Stauungen kommt. Die Äste stehen für unsere Ziele in der Zukunft. Und die Früchte schließlich stellen das Erreichen der Ziele dar.

Es gibt Bäume, zu denen Menschen sich stark hingezogen fühlen. Möglicherweise haben Sie ja auch einen Baum, zu dem Sie eine sehr enge Beziehung haben. Schauen Sie ihn sich einmal genauer an, und überlegen Sie, ob es zwischen Ihnen und dem Baum Parallelen im Verhalten und in der Struktur gibt. Wenn es Ihnen gelingt, einen Baum in dieser Hinsicht bewusst wahrzunehmen und sich der Frage zu öffnen, was der Baum vielleicht mit Ihnen zu tun hat, können Sie einiges über sich selbst erfahren.

Weisheit und Stärke

Des Weiteren stellt der Baum für Indianer auch ein Bindeglied zwischen unserer Welt und dem Jenseits dar. Wenn Schamanen halluzinogene Substanzen wie Peyote oder Ayahuasca nehmen und ihre Seele den Körper verlässt, reisen sie oftmals am Weltenbaum entlang und gelangen so in andere Welten. Es gibt regelrechte Landkarten, die den Weg entlang dieser Weltenbäume beschreiben.

Indianer halten Bäume für weise und erfahren, weil sie vielen Stürmen und Unwettern standhalten und sich nicht aus dem Gleichgewicht bringen lassen. Sie dienen den Native Americans als Vorbild dafür, harte Zeiten der Unterdrückung und der Schwierigkeit zu durchleben, ohne davon übermannt zu werden.

137

Spirituelle und medizinische Kräfte

Wegen ihrer Wurzeln, die eine direkte Verbindung zur Mutter Erde herstellen, und ihrer Blätter, die Informationen aus dem Kosmos aufnehmen, schreiben Indianer Bäumen zum einen spirituelle Heilkräfte und zum anderen medizinische Heilkräfte zu. Bäume können eine direkte Verbindung zwischen dem Großen Geist und dem Menschen herstellen. Sie geben ihm entweder wichtige Informationen, die der Kranke für seine Heilung braucht, oder aber sie stellen ihm heilkräftige Blätter und Blüten zur Verfügung.

Aus diesem Grund haben verschiedene nordamerikanische Indianer bestimmte Atemrituale, die ihnen helfen, die Energien und Heilkräfte der Bäume bewusst aufzunehmen. Die beste Zeit dafür ist das Frühjahr, wenn die Bäume vor neuer Lebenskraft nur so strotzen.

Großes Geheimnis, dessen Stimme ich in den Winden vernehme, dessen Atem der Welt Leben gibt, höre mich. Ich brauche deine Kraft und Weisheit, gib, dass ich in Schönheit wandle. Lass mich immer bereit sein, dir in die Augen zu schauen, so dass, wenn das Leben vergeht, so wie der verblassende Sonnenuntergang, meine Seele zu dir kommt ohne Beschämung. (Chief Dan Georg)

Dem Baum Achtung erweisen

Wenn Sie mit einem Baum atmen wollen, dann tun Sie es mit offenem Herzen. Da Bäume so unmittelbar mit Mutter Erde in Kontakt sind, werden sie Ihre Absicht sofort spüren und Ihnen bei Ihrer Heilung helfen. Nehmen Sie die Kraft der Bäume ernst. Es sind Lebewesen wie wir Menschen.

Wenn Sie sich von einem Baum besonders angesprochen fühlen, gehen Sie zu ihm, und bitten Sie ihn um Unterstützung. Achten Sie ihn in der gleichen Weise, in der Sie selbst von anderen geachtet werden wollen. Fragen Sie den Baum, ob Sie mit ihm atmen dürfen. Wenn Sie ihn berühren, werden Sie schnell wahrnehmen, ob der Baum mit Ihnen in Kontakt treten will oder nicht.

Sich einschwingen

Es gibt unterschiedliche Möglichkeiten, mit einem Baum zu atmen. Nachdem Sie sich in aller Ruhe einen Baum, entweder in Ihrem Garten oder in einem Park oder Wald, gesucht haben, lassen Sie sich erst einmal Zeit, um sich an ihn zu gewöhnen und umgekehrt. Setzen Sie sich in einigen Metern Abstand vor den Baum, und betrachten Sie ihn ganz in Ruhe. Versuchen Sie, durch ein paar tiefe Atemzüge symbolisch Wurzeln zu schlagen und an diesem Ort wirklich physisch und psychisch anzukommen. Wenn Sie das Gefühl haben, mit Ihren Gedanken nicht im Gestern und nicht im Morgen zu sein, sondern sich auf den

Wichtig ist, dass der Atem locker kreist und schwingt. Erzwingen Sie nichts!

Baum konzentrieren, seinen Duft wahrnehmen und vielleicht auch die Vögel und Insekten hören zu können, die um ihn sind, dann können Sie versuchen, ihn zu erspüren. Erst wenn Sie sich aufeinander eingeschwungen haben, sollten Sie sich auf die Atemübungen konzentrieren.

Übung Baumatmen

● Legen Sie sich auf einer Decke auf den Rücken, und berühren Sie mit den Füßen den Baum, so dass ein direkter Kontakt zwischen Ihnen und dem Baum besteht.

● Entleeren Sie Ihre Lungenflügel soweit wie möglich, ohne zu pressen oder besonderen Druck auszuüben.

● Atmen Sie dann so tief wie möglich ein; stellen Sie sich dabei vor, dass Sie durch die Füße einatmen. So können Sie sich mit dem Baum und mit Mutter Erde verbinden und die Kraft des Baums in sich aufnehmen.

● Atmen Sie die Kraft durch Ihre Beine, den Unterleib, den Beckenboden, den Bauch, den Solarplexus, den Brustbereich und die Lungenflügel weiter zum Kopf und zum Gehirn.

● Während Sie sich beim Einatmen vorstellen, dass Sie ganz bewusst die heilende Kraft des Baums einatmen, stellen Sie sich beim Ausatmen vor, dass Sie sich dadurch von alten Schlacken und verletzenden Erfahrungen aus der Vergangenheit befreien.

● Verbinden Sie das Einatmen mit dem Ausatmen, und richten Sie Ihre Aufmerksamkeit darauf, bis ein richtiges Kreisatmen entsteht. Wichtig ist – egal in welcher Art Sie die Übung durchführen – dass bei der Atmung auch ein Kreis zwischen Ihnen und dem Baum entsteht.

● Machen Sie die Übung 10- bis 20-mal.

Eine andere Möglichkeit ist es, die Atemübung sitzend oder stehend an den Baum gelehnt durchzuführen. Atmen Sie ebenso wie im Liegen durch den ganzen Körper.

Es ist immer ratsam, dem Baum ein Geschenk – eine Prise Tabak, eine kleine Frucht oder einige Perlen – mitzubringen, denn auch in der Natur herrscht das Gesetz des Gebens und Nehmens. Wenn Sie die heilende Kraft des Baums in Anspruch nehmen, dann erweisen Sie ihm Ihre Achtung durch eine kleine Gabe. Je mehr Sie ihn respektieren und die Kraft, die dem Baum innewohnt, ernst nehmen, desto eher kann er Ihnen helfen.

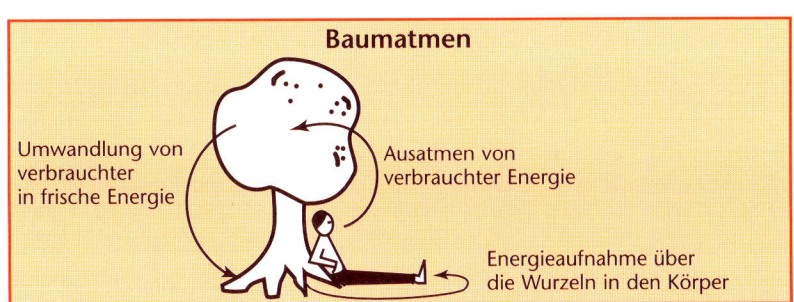

Baumatmen

Umwandlung von verbrauchter in frische Energie

Ausatmen von verbrauchter Energie

Energieaufnahme über die Wurzeln in den Körper

Lassen Sie die Kraft des Baums aus den Wurzeln bis tief in sich hinein strömen.

Bäume
für die Seele
und für mehr
Energie

Nichts Ungewöhnliches ist es, die Früchte eines Baums zu essen oder aus seinen Blättern und Blüten heilende Tees zu bereiten. Weniger geläufig ist uns dagegen, einen Baum in seiner Ganzheit wahrzunehmen und uns mit seiner Kraft und Ausstrahlung zu verbinden. Fühlen wir uns zu einem Baum hingezogen und von ihm willkommen geheißen und angenommen, können wir ihn zu unserer inneren Heilung nutzen, indem wir mit ihm atmen. Bestimmte Bäume korrespondieren dabei mit bestimmten seelischen Zuständen. Weil wir weitestgehend den Kontakt zur Natur verloren haben, dauert es möglicherweise einige Zeit, bis wir uns tiefer einlassen und dem vertrauen können, was wir durch einen Baum erfahren.

Apfelbaum

Der Apfel ist eines der ältesten Symbole der Menschen. Im christlichen Schöpfungsmythos taucht er immer wieder im Volksglauben auf: Die Schlange verführt Eva dazu, den Apfel vom Baum der Erkenntnis zu essen. Seit frühester Zeit steht die Frucht des Apfelbaums somit für die Sünde, die Liebe und die Verführung. Gleichzeitig symbolisiert er die Fruchtbarkeit und das Leben sowie die Weiblichkeit. Seine runde Form steht auch für die Vollkommenheit, wie sie sich im Erdball und im Kosmos präsentiert. Auch in Märchen kommt der Apfelbaum häufig vor: Seine Früchte schenken ewiges Leben. Die Helden ziehen aus, um einen solchen Apfelbaum zu finden und seine Früchte zu ernten. Auf ihrem Weg widerfahren ihnen zahlreiche Abenteuer, die es zu bestehen gilt. Sinnbildlich stehen diese für das Leben; die Suche nach dem Apfel stellt die Suche nach dem Selbst dar. Die Indianer schätzen den Apfelbaum und seine Früchte sehr. Sie sehen ihn als Zeichen der Fruchtbarkeit und des Lebens.

Atme die Morgendämmerung viermal ein, und bete für dich, die Dämmerung und alles, was existiert. Alles soll wieder heilig gemacht werden. (Frank Mitchell, Sänger des Blessing Way)

Atmen mit dem Apfelbaum

Bei einem Gefühl der Resignation oder Sinnlosigkeit ist es ratsam, mit einem Apfelbaum zu atmen, da er verlorene Lebensenergie zurückgibt. Er hilft Menschen, die niedergeschlagen sind, wieder mit neuem Optimismus und neuem Lebensmut zu erfüllen.

Medizinische Bedeutung

Der Apfel ist ein altes Heilmittel: »One apple a day keeps the doctor away« (Iss jeden Tag einen Apfel, und du brauchst keinen Arzt). Er fördert die Verdauung, wirkt fiebersenkend, harntreibend und beruhigt die Nerven. Bei regelmäßigem Verzehr wird auch das Zahnfleisch gekräftigt. Fein geriebener Apfel wird Kindern bei Durchfall verabreicht.

Getrocknete Apfelschalen bekommt man in Apotheken, Naturkostläden und Reformhäusern. Wer die Schalen selbst trocknen möchte, legt sie in die Sonne oder in den 50 °C warmen Backofen. In dunklen Gläsern mit Schraubverschluss aufbewahren.

Rezept

Apfelschalentee

Übergießen Sie 2 Teelöffel getrocknete Apfelschalen mit 1 Tasse kochendem Wasser, lassen Sie den Tee gut ziehen, und seihen Sie ihn ab. Trinken Sie ihn mit Honig gesüßt.
Apfelschalentee wirkt anregend auf Blase und Nieren.

Birke

Die Indianer schätzen besonders die Kraft der jungen Birke mit ihrem schlanken Stamm. Die Indianer der Subarktis, die Naskapi, verwendeten im Sommer ein Kanu aus Birkenrinden. Das Material war leicht und trotzdem stabil und bot ihnen die Möglichkeit, es über kurze Strecken auch zu tragen.

Sinnbildlich steht die Birke für generelle Reinigung und das Fördern der Intuition.

Atmen mit der Birke

Im April und Mai ist die Zeit, in der Sie die klebrigen Blattknospen der Birke sammeln können. Direkt nach dem Trocknen sollten sie auf einem Tuch oder Gitterrost ausgebreitet werden.

Atmen mit der Birke befreit von schlechten und unguten Gedanken. Des Weiteren hilft die Birke dabei, ein Gehör für die Intuition, die innere Stimme, zu entwickeln und mehr dem zu folgen, was diese sagen, als dem, was alle tun.

Viele Menschen hören ihre innere Stimme immer häufiger, in letzter Konsequenz fehlt ihnen dann aber doch der Mut, wirklich danach zu handeln. Diesen Menschen hilft die Birke dabei, die notwendige Stärke dafür zu entwickeln.

Medizinische Bedeutung

Wenn das Leben im Frühjahr wieder aktiviert wird, sind die Heilkräfte der Birke am größten. Dann enthalten auch die Blätter und ihr Saft die meisten Heilstoffe und empfehlen sich für eine Frühjahrskur.

Die Birke reguliert den Wasserhaushalt, regt Blase und Nieren an und hilft bei Ödemen, rheumatischen Beschwerden, Gicht, Blasen- und Nierensteinen.

Birkensaft wirkt zudem anregend und reinigend auf Haut und Kopfhaut. Waschungen und Umschläge mit Birkenblättertee und Birkenwasser sind bei Hautproblemen oder Schuppen besonders geeignet.

Achtung: Es sollten aber auch andere Tees während einer Frühjahrskur getrunken werden, um für Ausgleich zu sorgen. Denn ausschließlich Birkentee ist zu stark.

Rezept

Birkenblättertee

Übergießen Sie 2 Teelöffel Birkenknospen mit 1 Tasse kochendem Wasser. Lassen Sie den Tee vor dem Abseihen 10 Minuten lang ziehen.

Für eine 3-wöchige Blutreinigungskur im Frühjahr trinken Sie 2 bis 3 Tassen Tee täglich.

Buche

Die Buche mit ihrer ausladenden, großen Statur braucht viel Platz. Ohne den Eingriff der Menschen wäre Mitteleuropa zum größten Teil von Buchenwäldern bedeckt. Der Schatten ist für das Wachstum der Buche lebensnotwendig, nimmt aber vielen anderen Pflanzen den Lebensraum.

Die Buche gilt im Volksglauben noch immer als Schutzbringer bei Gewitter – es heißt, in Buchen schlage der Blitz selten ein. Dieser Glaube offenbart sich auch in dem Satz: »Buchen sollst du suchen, Eichen sollst du weichen.«

Buchen sind in unseren Laubwäldern einige der häufigsten Baumarten überhaupt. Aus ihren Früchten, den Bucheckern, wird sogar Öl gewonnen.

Atmen mit der Buche

Sollten Sie gerade besonders traurig sein und einen wahren Seelentröster benötigen, aber keinen Freund zur Seite haben, dann eignet sich die Buche gut dazu, mit ihr zu atmen. Sie bringt die Lebensfreude zurück und kann Sie für die nächste Zeit stärken.

Des Weiteren hilft ein Atemkreis mit diesem Baum bei Kreislaufproblemen. Die Buche unterstützt Sie dabei, wieder mehr zu sich selbst zu kommen, wodurch sich automatisch Ihre Kraft und Ihre Konzentrationsfähigkeit steigern werden.

Medizinische Bedeutung

Die heilkräftigen Wirkungen der Buche sind eher von untergeordneter Bedeutung.

Früher mischte man Buchenasche mit Johanniskrautöl, um Wunden und Geschwüre damit zu desinfizieren und den Heilungsprozess zu beschleunigen.

Im Frühjahr kann man aus frischen Buchenblättern gut einen Salat oder eine köstliche Gemüsevariation zubereiten. Wer mag, kann die jungen Blätter auch zerkleinern und in Quark oder Joghurt geben und so eine würzige Beilage kreieren.

> Unsere Indianerreligion lehrte uns, dass der Große Geist in allen Dingen lebte: in den Bäumen, den Tieren, den Seen, Strömen und Bergen. Wollten wir uns dem Großen Geist nähern, so gingen wir alleine hinaus zu den Dingen, in denen er lebte.
>
> *(Chief Buffalo Child Long Lance)*

Eberesche

Eine andere gebräuchliche Bezeichnung für die Eberesche lautet Vogelbeere. Vögel lieben die glänzend roten, kugeligen Früchte sehr. Früher benutzten die Menschen die Eberesche deshalb auch, um Vögel zu fangen.

Im Volksmund heißt die Eberesche noch aus einem anderen Grund Vogelbeere: Die Samen passieren im Fruchtfleisch den Vogeldarm und werden über den Kot verbreitet. Deshalb finden wir Ebereschen häufig an sehr eigenwilligen Plätzen.

Mit dem Baum der Schamanen bekommen Sie sehr schnell Kontakt zu Geistern. Sie sollen sich dann allerdings vorsichtig an diesen mächtigen Baum herantasten.

Atmen mit der Eberesche

Bei den Indianern gilt die Eberesche als ein Baum der Schamanen. Sie ermöglicht es ihnen, einen schnellen Kontakt zu den Geistern herzustellen und sich für andere Bewusstseinsebenen zu öffnen. Wenn Sie mit der Eberesche atmen, können Sie dies unter dem Aspekt der spirituellen Öffnung tun.

Medizinische Bedeutung

Heilkräftige Wirkungen entfalten sowohl die Beeren der Eberesche als auch ihre Blüten und Blätter. Ein Kaltauszug mit getrockneten Vogelbeeren hilft bei Durchfall und Magenverstimmung ebenso wie ein Tee aus den Blättern. Die Blüten können, zusammen mit anderen heilenden Pflanzenteilen, für Mischungen gegen Husten, Bronchitis und Lungenentzündung verwendet werden.

Rezepte

Ebereschentee

Übergießen Sie 2 Teelöffel fein geschnittene, getrocknete Blätter mit 1 Tasse kochendem Wasser. Lassen Sie den Tee 10 Minuten lang ziehen, und seihen Sie ihn ab.
Trinken Sie 2 Tassen täglich davon.

Hustenmischung

Mischen Sie je 4 Teelöffel Huflattichblätter und Königskerzenblüten mit je 2 Teelöffeln Holunder- und Ebereschenblüten. Kochen Sie 1 Esslöffel der Mischung mit 1 Becher Milch auf. Lassen Sie das Ganze nur kurz ziehen, und trinken Sie die Kräutermilch mit Honig gesüßt.

Eiche

Bei den Germanen hatte die Eiche einen besonderen Stellenwert. Sie unterstand dem Kriegs- und Gewittergott Donar, der sie besonders gern mit Blitzen liebkoste.

Eichen wachsen oft auf Kreuzungspunkten von Wasseradern und bieten womöglich dadurch, sicher aber auch aufgrund ihrer imposanten Größe, einen hervorragenden Anziehungspunkt für Blitze.

Für die Kelten hatte die Eiche ebensfalls große Bedeutung. Aus der keltischen Bezeichnung für Eiche »Dari« entstand Druide, die Bezeichnung für die keltischen Heiler und Gelehrten. Für die Druiden waren die Pflanzen, die auf der Eiche wuchsen, z. B. Misteln, heilig.

Und auch die Griechen schätzten diesen mächtigen Baum. Wenn der Wind durch seine Blätter rauschte, hörten sie den Gott Jupiter sprechen. Griechische Priesterinnen befragten an bestimmten Tagen das Orakel über das Rauschen der Blätter. Die Menschen kamen von weit her, um an diesen Orakelbefragungen teilzunehmen.

Wenn Sie schon lange eine Frage gequält hat, dann ist die Eiche genau der richtige Baum für Sie. Eichen helfen Ihnen, Ihre innere Stimme besser wahrzunehmen.

Atmen mit der Eiche

Wenn Sie mit einer Eiche atmen, kann Sie Ihnen möglicherweise Antworten auf Fragen geben, die Sie schon lange beschäftigen. Probieren Sie es einfach einmal aus.

Des Weiteren steigert die Eiche die Lebensenergie und die Konzentration, und sie aktiviert den Blutkreislauf.

Medizinische Bedeutung

Zu Heilzwecken wird die Rinde der Eiche verwendet. Die in ihr enthaltenen Gerbstoffe sind sehr hautverträglich. Deshalb verordnet man Eichenrindenbäder bei Ekzemen, entzündeten Hämorrhoiden und bei Wundsein.

Rezept

Eichenrindensud

Kochen Sie für ein Vollbad 1/2 Kilogramm getrocknete Eichenrinde (aus der Apotheke) 15 Minuten mit Wasser auf, und geben Sie den Sud dann ins warme Badewasser.

Baden Sie ca. 15 Minuten lang in dem Eichenrindensud.

Tanne

Bei uns ist die Tanne so etwas wie ein Nationalheiligtum und einer der wichtigsten Bestandteile des Weihnachtsfests. Dabei handelt es sich um einen vorchristlichen Brauch, der lange in Vergessenheit geraten war und erst im 17. Jahrhundert wieder entdeckt wurde.

Eigentlich steht die Tanne für Kraft und Stärke und für Widerstandsfähigkeit. Leider wurden die Tannen in den vergangenen Jahren Opfer der Umweltzerstörung und sind somit seltener geworden. Wenn die Menschen nicht endlich lernen, bewusster mit ihrer Umwelt umzugehen, werden nach den Tannen auch sie selbst sterben.

Die Tanne ist ein magischer Baum. Auch Hildegard von Bingen war sich sicher, dass Geister Tannenholz hassen und Orte meiden, an denen Tannen stehen oder an denen mit Tannen gearbeitet wird.

In einer Tanne steckt Magie. Sind Sie in Ihrer Nähe, kann Ihnen nichts passieren. Fühlen Sie sich unter ihren weiten Zweigen geschützt und geborgen.

Atmen mit der Tanne

Wenn Sie sich schwach und ausgebrannt fühlen, eignet sich die Tanne gut, um Ihre Kräfte wiederherzustellen, ähnlich wie eine Tankstelle. Bitten Sie den Baum um Kraft und Energie.

Darüber hinaus kann die Tanne Ihnen Zuversicht und Tatkraft geben, wenn Sie das Gefühl haben, den Aufgaben im Moment nicht gewachsen zu sein. Auch hilft Ihnen die Tanne dabei, sich abzugrenzen und durchzusetzen.

Medizinische Bedeutung

In vielen Salben und Pflastern ist auch Tannenharz enthalten. Es wirkt leicht antiseptisch und fördert die Durchblutung in den Hautpartien, die man damit behandelt.

Mit den Nadeln der Tanne lässt sich ein Gurgelsud bereiten, der sich besonders bei Bronchitis und anderen Atemwegserkrankungen empfiehlt.

Rezept

Tannennadelnsud

Zerschneiden Sie etwas Tannengrün, und kochen Sie dies zugedeckt 10 Minuten lang mit etwas Wasser. Den Sud abseihen und 3-mal täglich damit gurgeln.

Heilkräftige Bäume

Baum	Symbolik	Zubereitung	Wirkung
Apfelbaum	Fruchtbarkeit, Leben, Liebe, Vollendung, Stärkung des Selbstbewusstseins	Apfel-schalentee	Harntreibend, fiebersenkend, verdauungs-fördernd
Birke	Weckt Intuition und die Fähigkeit, auf die innere Stimme zu hören	Birkensaft, Birken-blättertee	Blutreinigend, aktiviert die Blase und die Nieren
Buche	Seelentröster, bringt Lebensfreude zurück, hilft bei Kreislaufpro-blemen, steigert die Konzentrationsfähigkeit	Frische Buchen-blätter	Lindert Kopfschmerzen
Eberesche	Baum der Schama-nen, ermöglicht schnell einen Kontakt zu den Spirits, stärkt Selbstbewusstsein und Willenskraft	Tee aus Ebereschen-blättern, und -blüten	Hilft bei Durch-fall und Magen-verstimmung, bei Husten und Atemwegs-erkrankungen
Eiche	Steigert die Lebens-energie, aktiviert den Blutkreislauf, steigert die Konzentration	Sud aus Eichenrinde	Lindert Schwellungen, Entzündungen und Ekzeme
Tanne	Kraft und Stärke, Widerstands-fähigkeit	Salben aus Tannenharz, Sud aus Tannen-nadeln	Entzündungs-hemmend bei rheumatischen Leiden und bei Arthrose

Nutzen Sie die positiven Kräfte der Bäume, und gewinnen Sie neuen Lebensmut, Optimismus und mehr Konzentration. Lernen Sie die Natur neu kennen!

Die Magie des Kreises

Von der Art und Weise, wie indianische Heiler mit Krankheiten umgehen, geht für uns eine große Faszination aus. Wie sehr unterscheidet sich diese doch von dem, was uns geläufig ist. Auch wir sehnen uns danach, nicht nur von Symptomen befreit zu werden, sondern in einem wirklich umfassenden Sinn geheilt zu werden. Was allen uns so geheimnisvoll und oft auch fremd anmutenden indianischen Heilweisen zugrunde liegt, sind die tiefen Einsichten, dass der Mensch eingebunden ist in ein großes Ganzes und dass alles mit allem verbunden ist. Krankheiten werden als Ausdruck einer gestörten Balance von Körper, Seele und Geist verstanden, als Zeichen mangelnder Achtsamkeit sich selbst und der Natur gegenüber.

Der Kreis

Im Bereich magischer Vorstellungen spielt der Kreis auf der ganzen Welt eine wichtige Rolle. Unterschiedlich gedeutet wird er beispielsweise als Sinnbild der heiligen Sonne, des heiligen Monds und der Endlosigkeit. Im Buddhismus und im Islam gilt er als Schutz und Kraft gebendes Machtzentrum.

Kreisdarstellungen

Ein Mandala (Sanskrit = Kreis), die abstrakte Darstellung des Kosmos und der Götterwelt, ist immer auf das Zentrum konzentriert. Alles ist symmetrisch auf den Mittelpunkt bezogen. In den Mandalas der Tibeter und Inder ist der Kreis, der für Einheit und Ganzheit steht, wohl am ausgeprägtesten zu finden. Auch an druidischen Kultstätten, wie z. B. Stonehenge, begegnet uns der Kreis, ebenso in irisch-keltischen Radkreuzen. In unserer Kultur findet sich diese vollendete Form beispielsweise in den

Als zusammenschließende Kraft und Besitznahme spielten Kreise eine große Rolle. Das Umkreisen bestimmter Heiligtümer im antiken Kult oder des Feuers im Brauchtum zählen zu den menschlichen Urgebärden.

Im Denken der Indianer ist der Kreis, der Ring, das wichtigste Symbol. Die Natur bringt alles rund hervor. Die Körper der Menschen und Tiere haben keine Ecken. Für uns bedeutet der Kreis die Zusammengehörigkeit von Menschen, die gemeinsam um das Feuer sitzen, Verwandte und Freunde in Eintracht, während die Pfeife von Hand zu Hand geht. Das Lager, in dem jedes Tipi (ein kegelförmiges, mit Leder oder Leinwand überspanntes Zelt) seinen bestimmten Platz hatte, war ebenfalls ein Ring. Auch das Tipi selbst war ein Kreis, in dem Menschen im Kreis saßen, und alle Familien eines Dorfs waren Kreise im größeren Kreis, Teil des großen Rings der Sieben Lagerfeuer der Sioux, die zusammen ein Volk bildeten. Dieses Volk war wieder nur ein kleiner Teil des Universums, das kreisförmig ist und aus der Erde, der Sonne, den Sternen besteht, die alle rund sind. Mond, Horizont, Regenbogen – auch sie sind Kreise in größeren Kreisen, ohne Anfang, ohne Ende. All das ist für uns schön und voller Bedeutung; Symbol und Wirklichkeit zugleich, drückt es die Harmonie von Leben und Natur aus. Unser Kreis ist zeitlos, steht nie still; aus dem Tod geht neues Leben hervor – Leben, das den Tod besiegt.

Lame Deer

Viele Plätze, an denen symbolische Kultstätten errichtet wurden, wie z. B. Stonehenge, sind oft auch Stellen, an denen sich wunderbare Naturschauspiele ereignen.

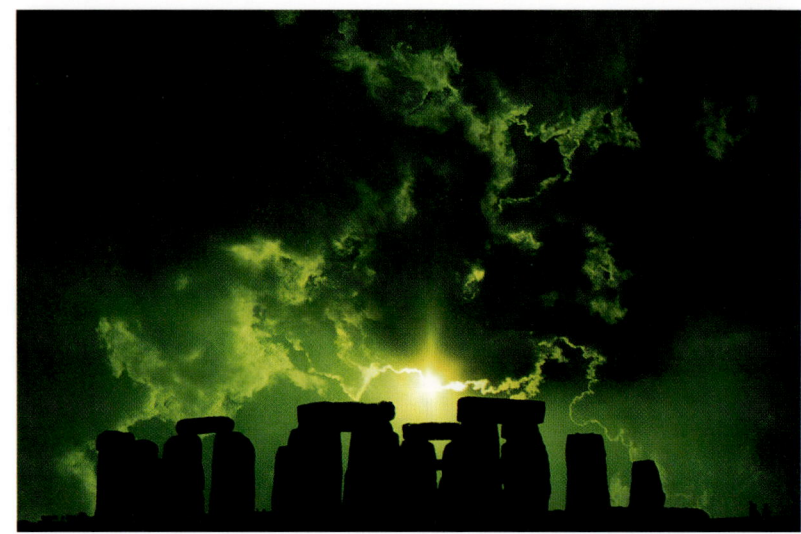

Rosenfenstern gotischer Kathedralen sowie in den Kosmosbildern Hildegard von Bingens. In den Sandbildern der Navajo-Indianer, die wichtiger Bestandteil von Heilungsritualen sind, sowie in der Form der indianischen Zelte, den Tipis, ist der Kreis ebenso umgesetzt.

Zum Eigentlichen vordringen

Alle bildlichen oder konkreten Umsetzungen der Kreisform, sei es nun in Sand- oder Glasbildern, sei es im Steinkreis oder im Zelt, können als Planskizzen für die Reise nach innen angesehen und verstanden werden. Sie helfen dem Menschen, sich auf dem Weg, der vom Äußeren immer näher zum inneren Kern führt, zu orientieren. Hat er das Zentrum des Kreises erreicht, begegnet er sich selbst und natürlich auch Gott.

Natürliche Zyklen

Auch Uhren, seien es nun Sonnenuhren oder mechanische Uhren, haben meistens eine runde Form, die uns daran erinnert, dass unser Leben ein Kreis ist.

Im religiösen und spirituellen Leben treffen wir sehr häufig auf den Kreis. Auch steht er sinnbildlich für den Lebenszyklus. Nicht nur die Indianer sehen im Kreis das Symbol für das Leben – die Geburt setzt den Anfangspunkt des Kreises, mit dem Tod schließt er sich. Die Indianer leben mit der Vorstellung und der Sehnsucht, nach ihrem Tod wieder zu ihrem Ursprung, zum Großen Geist, zurückzukehren.

Beim Kreis fühlen wir uns auch an den Zyklus des Wassers erinnert – der Tropfen steigt aus dem Meer empor, wird Teil einer

Wolke und sehnt sich danach, zurück ins Meer zu gelangen. Mit seiner Rückkehr ins Meer wird der Kreis wieder geschlossen. Genauso verläuft das Leben des Menschen. Der Kreis, in all seinen Darstellungs- und Erscheinungsformen, führt uns vor Augen, dass wir Teil des universalen Kreislaufs sind. In diesem Kreislauf, in den alle Wesen und Taten eingeschlossen sind, hat jeder Mensch seinen eigenen, individuellen Kreis. Eingerahmt von Geburt und Tod, umfasst er Kindheit, Jugend, Blüte und Alter.

Das Medizinrad

Viele Stämme Nord- und Mittelamerikas arbeiten mit der heilenden Kraft des Kreises, wie sie sich bei ihnen in Sandbildern und Medizinrädern wiederfindet.
Medizinräder werden schon seit Jahrhunderten konsultiert. An den unterschiedlichsten Orten existieren alte Medizinräder, denen eine große Kraft zugesprochen wird. In Europa kennen wir Stonehenge als einen solchen Kraftort. Das Medizinrad steht für alles, für die gesamte Welt, den Kosmos, den Platz, den der einzelne Mensch inmitten dieses Universums einnimmt. Genauso symbolisiert es das ureigene Universum des Einzelnen. Es kann momentane Schwierigkeiten und Hindernisse, aber auch die förderlichen Aspekte einer Situation aufzeigen.

Während den Sandbildern in der Ethnologie sehr viel Aufmerksamkeit geschenkt wurde, sind die Medizinräder noch relativ unerforscht. In den vergangenen Jahren wird ihnen jedoch immer mehr Beachtung geschenkt.

Unterschiede und Gemeinsamkeiten

Sehr unterschiedlich ist, wie mit den Medizinrädern gearbeitet wird. Die Auslegungsweisen variieren von Stamm zu Stamm.
Von zentraler Bedeutung sind beim Medizinrad die Himmelsrichtungen. Auch in den Aspekten, die von der jeweiligen Himmelsrichtung repräsentiert werden, gibt es viele Gemeinsamkeiten und Übereinstimmungen.

O Altvater, Großer Geist (…) Du hast die Kräfte der vier Weltviertel so ausgerichtet, dass sie sich gegenseitig kreuzen. Du hast mich die gute Straße überqueren lassen und die Straße der Schwierigkeiten, und wo sie sich kreuzen, ist der Ort heilig. Tagein, tagaus und immer dar bist du das Leben aller Dinge.

(Schwarzer Hirsch, Oglala-Sioux)

> ### Häufig vorkommende Aspekte der Himmelsrichtungen
>
> **Norden**
> *Element:* Luft
> *Zeit:* Zukunft
> *Qualität:* Verstand,
> Zukunftsplanung
> *Totem:* Büffel
> *Farbe:* Weiß
> *Reich:* Tiere
> *Menschliche Quelle:* Kraft
> *Heilmittel:* Tanz
>
> **Süden**
> *Element:* Erde
> *Zeit:* Vergangenheit
> *Qualität:* Wahrheit und
> Unschuld
> *Totem:* Maus
> *Farbe:* Rot
> *Reich:* Pflanzen
> *Menschliche Quelle:* Liebe
> *Heilmittel:* Erzählen
>
> **Westen**
> *Element:* Wasser
> *Zeit:* Körper
> *Qualität:* Innenschau,
> Ort des Entstehens
> *Totem:* Bär
> *Farbe:* Schwarz
> *Reich:* Mineralien
> *Polarität:* weiblich
> *Menschliche Quelle:* Weisheit
> *Heilmittel:* Stille
>
> **Osten**
> *Element:* Feuer
> *Zeit:* Zeitlosigkeit
> *Qualität:* Imagination,
> Inspiration, Erleuchtung
> *Totem:* Adler
> *Farbe:* Goldgelb
> *Reich:* Menschen
> *Polarität:* männlich
> *Menschliche Quelle:* Vision
> *Heilmittel:* Singen

Kraft, Inspiration, Problemlösung

Ein Medizinrad ist ein Rad der Kraft. Gleichzeitig ist es auch ein Kreis des Verstehens und des Wissens. Ein Medizinrad kann uns helfen, in Verbindung mit dem Großen Geist und dem Kosmos zu treten. Es unterstützt uns dabei, Antworten auf bestimmte Fragen zu finden. Wenn wir unsere Mitte aus den Augen verloren haben, kann es uns bei der Zentrierung behilflich sein und uns die Ursache des Problems vor Augen führen.

Man kann ein Medizinrad für sich selbst, einen anderen oder auch für das Heil der Erde erstellen.

Das Medizinrad kann uns dabei helfen, durch gezielte Fragen die eigenen Gedanken zu erkennen, und uns dazu inspirieren, hinsichtlich eines aktuellen Problems die eigene Kreativität zu entwickeln. Manchmal kann es auch einen Hinweis darauf geben, wann wir die Grenzen eines anderen übersehen und wo wir unsere eigenen Grenzen zu wenig fest abstecken und uns mehr mit anderen Menschen und Projekten beschäftigen, als mit unseren eigenen Problemen. Dabei bietet jede Richtung – es können vier (Osten, Süden, Westen, Norden) oder acht (Osten, Südosten, Süden, Südwesten, Westen, Nordwesten, Norden, Nordosten) Aspekte sein. Neue Möglichkeiten, ein scheinbar unlösbares Problem zu bewältigen, werden durch das Medizinrad offenbar. Oft zeigen sich Wege, die bis dahin völlig unbeachtet geblieben sind.

Das Gruppenrad

In Amerika gibt es bereits Firmen, die im Zusammenhang mit Projektfindungen und Problemlösungen Medizinräder gezielt einsetzen.

Bei Unstimmigkeiten, die in einer größeren Gruppe vorherrschen, kann es zur Entscheidungsfindung nützlich sein. Das Medizinrad der Projektfindung wird in einer Gruppe gelegt. Dabei ist es am vorteilhaftesten, wenn die unmittelbar Beteiligten an der Zeremonie teilnehmen. Man kann beispielsweise gut einmal in einem kleineren Unternehmen einen Betriebsausflug dazu nutzen, ein Medizinrad zu erstellen.

Reinigung

Bevor das Medizinrad gelegt wird, ist es sinnvoll, den Platz und die Anwesenden rituell zu reinigen. Dafür sollten sich alle in einem Kreis aufstellen. Die Reinigung wird – wie bei anderen Zeremonien auch – am besten mit Salbei vollzogen. Dabei gibt man den Salbei in eine große Muschel und zündet ihn mit einem Streichholz an. Der Salbei – oder ein anderer Räucherstoff wie Süßgras oder Tabak – sollte nicht brennen, sondern nur etwas schwelen.

Derjenige, der die Zeremonie leitet, beginnt mit der Reinigungszeremonie. Dabei führt er den Rauch mit einem Fächer oder mit einer Feder erst zu seinem Herz und dann über seinen Kopf. Zusätzlich kann man sich auch noch vom Bauch abwärts reinigen. Diese Reinigung befreit von allen negativen Gedanken und öffnet den Menschen für neue Inspirationen. Anschließend bringt der Leiter den Rauch den vier Himmelsrichtungen und Vater Himmel und Mutter Erde dar.

Nach einem Dank reicht er die Muschelschale an den nächsten weiter. Die Teilnehmer stehen im Kreis und sollten möglichst nicht reden, sondern gedanklich um die Reinigung des Platzes

Der Mensch ist kein Wesen, das stillsteht, er ist ein Wesen, das im Prozess des Werdens begriffen ist. Je mehr er sich selbst die Möglichkeit gibt, zu werden, desto mehr erfüllt er seine wahre Mission. (Rudolf Steiner)

153

und aller Beteiligten bitten. Dadurch kann sich langsam eine gemeinsame Energie für das reinigende Ritual aufbauen. Die Schale wird – stets im Norden beginnend – mit dem Lauf der Sonne weiter gereicht.

Der »Talking stick«

Bei einer Medizinradzeremonie ist es wichtig, mit dem Herzen dabei zu sein und das, was einem bewusst wird, mit den anderen zu teilen. Darum ist es gut, nach der Reinigung und vor der eigentlichen Zeremonie kurz einen »talking stick« (= sprechender Stecken oder Stängel) kreisen zu lassen. Dabei handelt es sich um einen Stab, der ebenfalls im Sonnenlauf herum gereicht wird. Jeder, der den Stick gerade hat, bekommt die Möglichkeit, seine Gedanken mitzuteilen. Es geht dabei nicht darum, lange Monologe zu halten, sondern kurz mitzuteilen, wie man sich fühlt und was man sich von der bevorstehenden Zeremonie erhofft. Nicht jeder muss etwas sagen; demjenigen, der gerade spricht, gilt jedoch die ganze Aufmerksamkeit. Während der Stick kreist, sollte niemand sprechen oder das von einem anderen Gesagte auf irgend eine Weise kommentieren.

Alles ist ein Kreis. Jeder von uns ist für seine Taten selbst verantwortlich. Was immer wir auch tun, es wirkt auf uns zurück. (Betty Laverdure, Ojibway)

Das Legen des Rads

Es ist günstig, das Rad in den frühen Morgenstunden zu legen. Die ersten Sonnenstrahlen sind besonders frisch und kraftvoll. Zuerst werden große Steine an den vier Himmelsrichtungen platziert. Für die Hauptrichtungen Süden, Osten, Norden und Westen sollten die Steine größer sein, als für die Zwischenrichtungen Südosten, Nordosten usw.

Es ist ratsam, die Steine mit Hilfe eines Kompasses auszulegen, damit die Steine auch wirklich richtig platziert sind und sich die Teilnehmer auf die richtigen Punkte der Himmelsrichtungen stellen können.

Den eigenen Platz finden

Häufig ist es so, dass die Beteiligten den Platz, an dem sie während der Zeremonie im Medizinrad stehen, instinktiv aussuchen. Der Punkt korrespondiert mit dem eigenen Charakter bzw. man sucht sich genau die Stelle aus, die im Moment für einen wichtig und richtig ist. Auf keinen Fall sollte Druck oder Zwang dahingehend ausgeübt werden, dass eine Person einen bestimmten Platz einnehmen soll.

Öffnung und Konzentration

Wenn die Teilnehmer sich einen Platz ausgesucht haben, den sie für sich am passendsten finden, geht es darum, sich auf die jeweilige Frage, die zu diesem Punkt gehört, zu konzentrieren und das Universum zu bitten, die richtigen Antworten zu senden. Wichtig ist, die momentane Alltagssituation auszublenden, die eigenen Gedanken beiseite zu lassen und sich für das Problem, das es zu bearbeiten gilt, zu öffnen. D.h., dass man in einem solchen Moment nicht darüber nachdenken sollte, wie man das nächste Wochenende verbringt oder was man am folgenden Tag kocht.

Wenn man sich wirklich öffnet und den Großen Geist um Hilfe bittet, dient man mehr oder weniger als Kanal und nimmt die Informationen auf, die er uns schickt.

Das Maya-Rad

Wie bei allen Medizinrädern steht auch beim Maya-Rad jede Himmelsrichtung für einen bestimmten Aspekt eines Projekts oder Problems. Für jede Richtung existiert eine bestimmte Art von Fragen, die der Lösungsfindung dienen können.

Das Maya-Rad hat seinen Ursprung in Mexiko. Es hat sich als besonders erfolgreich für Gruppen- und Firmenprojekte erwiesen.

Osten

Der Osten steht für Erleuchtung, Kreativität und Inspiration.

Die Fragen lauten:

● Was bedeutet die Entscheidung, die gefällt wird, für das Projekt oder Problem?
● Entstehen dadurch Schaffenskraft, Energie, neue Ideen und Inspiration?
● Was hemmt den Fluss der Kreativität?
● Was steht der Freiheit im Weg?

Südosten

Der Südosten steht für Wertschätzung und für das Jetzt. Diese Himmelsrichtung spiegelt die momentane Situation wider und zeigt die eigene Einschätzung der Situation.

Die Fragen lauten:

● Herrschen gerade günstige oder ungünstige Bedingungen für das Unternehmen?
● Wie genau sehen die derzeitigen Bedingungen aus?
● Was braucht es, um unter diesen Bedingungen das für das Unternehmen oder die Gruppe bestmögliche Resultat zu erzielen?

155

Süden

Der Süden steht für die Kraft, aber auch für die Gefahr, die aus der momentanen Situation entstehen kann. Gleichzeitig ist Wachsamkeit und Konzentration gefragt, um die Situation richtig erfassen zu können. Der Punkt im Süden fordert die Beteiligten auf, die Energie im richtigen Moment an die richtigen Stellen zu leiten.

Die Fragen lauten:
- Wo wird die meiste Energie verpufft?
- Gibt es derzeit eine Gefahr für das Projekt?
- Wo muss mehr Energie hingelenkt werden?

Südwesten

Der Südwesten steht für Intention, Hintergrund und Ausrichtung der Beteiligten.

Die Fragen lauten:
- Woher kommen die Beteiligten?
- Welchen Hintergrund und welches Wissen bringen Sie mit in das Projekt?
- Wo liegen die Stärken des Einzelnen?
- Werden die Stärken optimal genutzt?
- Stimmen alle in ihrer Zielsetzung überein?

Westen

Der Westen steht für den Ausblick in die Zukunft.

Die Fragen lauten:
- Handelt das Unternehmen im Sinn der wahren kosmischen Harmonie?
- Werden wir den sieben Generationen von Menschen, Tieren, Luft, Wasser und Pflanzen und allen anderen Lebewesen nach uns durch unsere jetzigen Unternehmungen Nutzen oder Schaden bringen?

Nordwesten

Der Nordwesten steht dafür, sich bewusst zu werden, dass wir alle miteinander verbunden sind. Das Leben besteht aus Ursache und Wirkung. Unsere Handlungen und unsere Gedanken strahlen zurück auf unser Leben und wirken sich dementsprechend aus.

Die Frage lautet:
- Handeln wir zum Wohl aller Wesen?

Genau wie auch die Schwitzhütten variieren die Medizinräder von Stamm zu Stamm. Sogar jeder Medizinmann hat seine eigene Art, das Medizinrad zu legen.

Norden

Der Norden steht für Handeln, Finanzführung, Verstand und Intellekt. Hier fühlen sich alle wohl, die damit zu tun haben.

Die Fragen lauten:

- Welche Handlungen stehen jetzt an?
- Sind zukünftige Handlungen finanziell abgesichert?

Nordosten

Der Nordosten steht für Lebenskraft und Integrität. Hier stehen oft Menschen mit Intuition. Sie sehen, wo etwas im Argen liegt.

Die Fragen lauten:

- Gibt es Dinge, die noch angesprochen werden müssen?
- Welche Aspekte sind nicht richtig im System integriert?

Abschlussmeditation

Nachdem die Gruppe über die einzelnen Fragen meditiert hat, wird ein Kreis gebildet. Die Teilnehmer gehen weg von den einzelnen Fragen und hin zu einer gemeinsamen Meditation für den Frieden. Dabei schließen alle die Augen und empfangen das universale Licht und die kosmische Kraft, die uns helfen, diesen Frieden zu empfangen. Bei dieser Meditation ist es wichtig, zu visualisieren, dass wir mit allen Wesen verbunden sind und wir das Wohl und den Frieden für diese Wesen erbitten.

Nach dieser Übung sollten alle noch an ihrem Platz bleiben und das Universum um Antwort auf die Frage bitten: Wie sieht mein Beitrag dafür aus, Frieden im globalen Sinn zu schaffen?

Das Ende bildet eine Runde, in der jeder Teilnehmer erzählt, welche Gedanken ihm während der Zeremonie gekommen sind.

Es ist sinnvoll, sich die in der Abschlussrunde aufgetauchten Gedanken und Eingebungen aufzuschreiben, um sie dann wirklich als Leitfaden für die kommende Zeit zu benutzen.

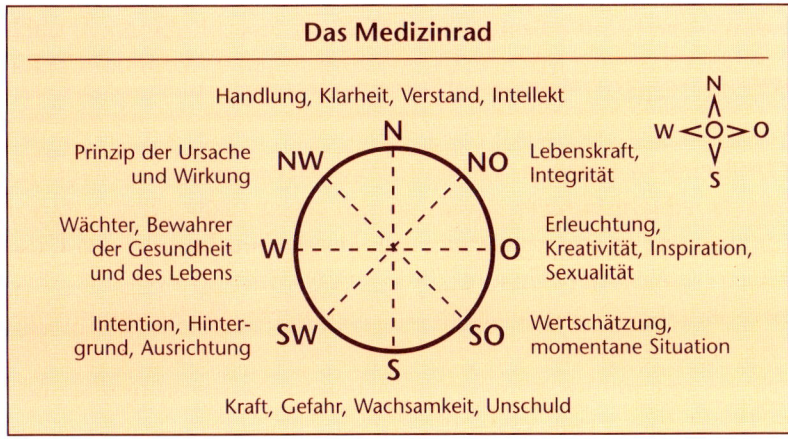

Das Medizinrad lässt sich auf viele Arten legen. Doch das Prinzip dahinter verdeutlicht die nebenstehende Zeichnung.

Das individuelle Rad

Das Medizinrad symbolisiert die Entwicklung eines Menschen. Es zeigt, dass wir uns immer wieder verändern und uns in einem stetigen Wachstum befinden. Kein Tag gleicht dem anderen. Jede Begegnung, die wir mit Menschen haben, ist neu. Es gibt immer wieder die Möglichkeit, sich aus alten Mustern und Strukturen zu lösen und zum Größeren hin zu streben, das uns letztendlich mit allen anderen Wesen und mit Gott verbindet.

Wenn wir uns dieser Einmaligkeit und der Möglichkeit bewusst sind, dass wir immer wieder und in jedem Moment die Möglichkeit haben, uns für unser persönliches Wachstum zu entscheiden, hat unser Leben viel mehr Facetten.

Durch das Medizinrad können wir erfahren, welche Möglichkeiten uns zur Verfügung stehen. Aspekte, die wir oftmals gar nicht mit einbeziehen oder erfassen können, werden uns in einem Medizinrad bewusst. Schritt für Schritt können wir unserer eigenen Natur näher kommen und Rätsel und Fragen lösen.

Ich hab es einmal gesehen, das Einzige, das meine Seele suchte; und die Vollendung, die wir über die Sterne hinaus entfernen, die uns hinausschieben bis ans Ende der Zeit, die habe ich gegenwärtig gefühlt. Es war da, das Höchste, in diesem Kreis der Menschennatur und der Dinge war es da. (Friedrich Hölderlin)

Ein guter Platz

Ein Medizinrad können Sie ganz für sich allein legen. Vielleicht gibt es die eine oder andere Frage, die Sie nur für sich selbst lösen möchten. Suchen Sie sich dafür, genau wie bei einem großen Medizinrad, einen Platz, an dem Sie das Gefühl haben, ungestört an Ihren Fragen arbeiten zu können. Am günstigsten ist es, wenn Sie sich für ein solches Projekt ein ganzes Wochenende Zeit nehmen. Vielleicht können Sie es sogar so einrichten, dass Sie an diesem Platz zelten oder übernachten, um sich dort wirklich gut einzustimmen und ganz auf sich selbst und Ihre Fragen konzentrieren zu können.

Für die beseelte Natur

Wenn Sie ein Medizinrad legen, ist es gut, dem Platz ein kleines Geschenk zu machen, um ihm Ihre Achtung entgegenzubringen. Vielleicht können Sie auch eine kleine Gabe für die Wesen und Geister niederlegen. Wir dürfen nicht vergessen, dass die Natur beseelt ist und dass es eine Menge Wesen, Geister und Ahnen gibt, die an solchen Plätzen gegenwärtig sind. Je mehr Achtung und Respekt wir ihnen erweisen, desto mehr Unterstützung geben sie uns. Machen Sie sich immer wieder bewusst, dass all diese Wesen uns gern unterstützen und helfen.

Die Einstimmung

Reinigen Sie sich und den Platz, bevor Sie die Himmelsrichtungen auslegen (siehe Seite 153f.). Suchen Sie sich möglichst Steine, die Sie spontan ansprechen. Konzentrieren Sie sich ganz auf sich selbst.

Achten Sie schon beim Sammeln der Steine auf Ihre Konzentration, und achten Sie auch darauf, wie Sie sich in der Natur bewegen und wie die Natur auf Sie reagiert.

Die Fragen zu den Himmelsrichtungen

Wenn Sie das Rad gelegt haben, setzen Sie sich zuerst in den Osten, und stellen Sie sich die hierzu gehörige Frage. Nehmen Sie sich für jede Frage ausreichend Zeit, so viel, bis Sie das Gefühl haben, die Antwort erhalten zu haben. Bewegen Sie sich vom Osten über den Südosten nach Süden, über den Südwesten nach Westen, über den Nordwesten nach Norden und über den Norden schließlich nach Nordosten.

Das Leben schreitet fort, und der eigene Platz im Lebenszyklus verändert sich. Deshalb ist es gut und ratsam, nach einer gewissen Zeit ein neues Rad zu legen, um zu sehen, ob die früheren Erkenntnisse noch Gültigkeit besitzen oder ob andere und neue Aspekte hinzukommen.

Osten

Welcher Schritt ist für meine spirituelle Entwicklung besonders wichtig?

Südosten

Wie sehen mich die anderen?

Süden

Welche Erfahrungen aus meiner Kindheit hindern mich an meiner spirituellen Entwicklung ?

Südwesten

Welche Visionen gilt es zu verwirklichen?

Westen

Was hindert mich an meiner eigenen spirituellen Entwicklung und Vervollkommnung?

Nordwesten

Worin liegt meine derzeitige Bestimmung?

Norden

Wie finde ich Zugang zu meiner tieferen Wahrheit?

Nordosten

Wer aus meiner Umgebung ist für meine spirituelle Entwicklung besonders wichtig?

Das Beste ist, die Antworten direkt aufzuschreiben, ohne sie zu bewerten oder zu analysieren. Schauen Sie sich das, was Sie dazu aufgeschrieben haben, wann immer Sie wollen wieder an, und denken Sie darüber nach.

Weiterführende Literatur

Indianische Heilkräuter

Rätsch, Christian: Indianische Heilkräuter. Ein Pflanzenlexikon. Diederichs Verlag. München 1987
Rätsch, Christian: Räucherstoffe – Der Atem des Drachen. AT Verlag. Aarau 1996
Rätsch, Christian: Enzyklopädie der psychoaktiven Pflanzen. AT Verlag. Aarau 1998
Schultes, R. E./Hofmann, A.: Pflanzen der Götter – Die magischen Kräfte der Rausch- und Giftgewächse. AT Verlag. Aarau 1995
Wolters, Bruno: Agave bis Zaubernuss. Heilpflanzen der Indianer Nord- und Mittelamerikas. Urs Freund Verlag. Greifenberg 1996
Bruno Wolters: Drogen, Pfeilgift und Indianermedizin. Arzneipflanzen aus Südamerika. Urs Freund Verlag. Greifenberg 1994

Die einzelnen Bücher zu den Themen erhalten Sie problemlos in den Buchhandelsfachgeschäften.

Indianische Heilungsrituale

Gold, Peter: Wind des Lebens, Licht des Geistes – Das heilige Wissen der Navajo und der Tibeter. Droemer Knaur Verlag. München 1997
Kaiser, Rudolf: Indianische Heilkunst. Herder Verlag. Freiburg 1996
Arrien, Angeles: Der Vierfache Weg. Bauer Verlag. Freiburg 1996

Bäume

Fischer-Rezzi, Susanne: Blätter von Bäumen. Legenden, Mythen, Heilanwendungen und Betrachtungen von einheimischen Bäumen. Irisiana Verlag. München 1996
Himmel, M.: Bäume helfen heilen. Bauer Verlag. Freiburg 1997

Krafttiere

Jamie Sams/David Carsen: Karten der Kraft. Windpferd Verlag. Aitrang 1994
Wa-Na-Nee-Che/Harvey, E.: Das White-Eagle-Medizinrad. Bauer Verlag. Freiburg 1997

Indianische Mythen und Märchen

Hetmann, Frederik: Die Büffel kommen wieder und die Erde wird neu. Märchen, Mythen, Lieder und Legenden der nordamerikanischen Indianer. Diederichs Verlag. München 1995

Autobiographien von Indianern

Häuptling Büffelkind: Langspeer. Eine Selbstdarstellung des letzten Indianers. Lamuv Verlag. Göttingen 1987

Schwarzer Hirsch: Die Heilige Pfeife. Das indianische Weisheitsbuch der sieben geheimen Riten. Lamuv Verlag. Göttingen 1982

Deer, L./Fire, A./Erdoes, R.: Medizinmann der Sioux. Tahca Ushtes Sohn erzählt von seinem Leben und seinem Volk. List Verlag. München 1992

Schukies, Renate: Hüter der Heiligen Pfeife. Red Hat erzählt die Geschichte der Cheyenne. Diederichs Verlag. München 1994

Wall, Steve: Töchter der Weisheit. Gespräche mit indianischen Frauen. Heyne Verlag. München 1995

Indianer allgemein

Curtis, Edward S.: Indianer. Taschen Verlag. Köln 1997

Descola, Philippe: Leben und Sterben in Amazonien. Bei den Jivaro-Indianern. Klett-Cotta. Stuttgart 1996

Lindig, Wolfgang/ Münzel, Mark: Die Indianer. Mittel- und Südamerika. Bd. 2. dtv. München 1978

Müller, Wolfgang: Die Indianer Amazoniens. C.H. Beck. München 1995

Biegert, Claus: Der Montag, der die Welt veränderte. Lesebuch des Atomzeitalters. rororo. Reinbek 1996

Feest, Christian: Beseelte Welten. Die Religionen der Indianer Nordamerikas. Herder Verlag. Freiburg 1998

Hetmann, Frederik: Die Erde ist unsere Mutter. Indianische Spiritualität & Religion. Herder Spektrum. Freiburg 1998

Schamanismus

Findeisen, H./Gehrts, H.: Die Schamanen. Jagdhelfer und Ratgeber, Seelenfahrer, Künder und Heiler. Diederichs Verlag. München 1996

Goodmann, Felicitas: Wo die Geister auf den Winden reiten. Trancereise und ekstatische Erlebnisse. Bauer Verlag. Freiburg 1995

Harner, Michael: Der Weg des Schamanen. Ein praktischer Führer zu innerer Heilkraft. Rowohlt. Reinbek 1996

Hultkrantz, Åke: Schamanische Heilkunst und rituelles Drama der Indianer Nordamerikas. Diederichs Verlag. München 1994

Kalweit, H.: Urheiler, Medizinleute und Schamanen. Lehren aus der archaischen Lebenstherapie. Kösel Verlag. München 1987

Diese Literaturliste kann nur einen Auszug zu den bekanntesten Standardwerken über Indianer und ihre Kultur geben und erhebt keinesfalls den Anspruch, vollständig zu sein.

Rätsch, Christian: Die Steine der Schamanen. Diederichs Verlag. München 1997

Reichel-Dolmatoff, Gerado: Das schamanische Universum. Schamanismus, Bewusstsein und Ökologie in Südamerika. Diederichs Verlag. München 1996

Sharon, Douglas: Magier der vier Winde. Bauer Verlag. Freiburg 1987

Tedlock, Barbara: Über den Rand des tiefen Canyon. Lehren indianischer Schamanen. Diederichs Verlag. München 1996

Uccusic, Paul: Der Schamane in uns. Schamanismus als neue Selbsterfahrung. Hilfe und Heilung. Ariston Verlag. München 1993

Vitebsky, Piers: Schamanismus. Knaur Verlag. München 1998

Gottwald, Franz Theo: Schamanische Wissenschaften. Diederichs Verlag. München 1998

Auch im Internet lassen sich viele Informationen zu der Lebensweise der Indianer Nord- und Südamerikas finden.

Medizinräder

Sun Bear & Wabun Wind: Das Medizinrad. Eine Astrologie der Erde. Goldmann Verlag. München 1987

Sun Bear & Wabun Wind: Das Medizinrad. Traumbuch. Der indianische Weg der Traumdeutung. Goldmann Verlag. München 1995

Storm, Hyemeyohsts: Lightningbolt. Die Weisheit der Medizinräder. Geschichte einer Einweihung. Hugendubel Verlag. München 1997

Storm, Hyemeyohsts: Sieben Pfeile. Indianische Initiation in unserer Zeit. Heyne Verlag. München 1997

Indianische Küche

Cox, Beverly : Das Indianische Kochbuch. Christian Verlag. München 1996

Indianische Musik

Sacred Spirits
Shaman, Jhankri & Néle, Intuition Music
Nakai – Earth spirit
Shaman – Oliver Shanti
The Medicine Beat – Oliver Shanti
Autentic Native American Music

Hilfreiche Adressen

Schwitzhüttenzeremonien

Thomas J. Winkler
Regensburger Straße 414
90480 Nürnberg
(Kontaktadresse für
Archie Fire Lame Deer)

Joachim Irmer
Dübbekold 2
29743 Göhrde

**Organisation von Atemseminaren,
Enlightenment Intensive u.a.**

Doris Iding
Walhallastraße 19
80639 München

**Schamanismus/Kassetten
mit Trommelrhythmen**

Paul Uccusic
Neuwaldeggerstraße 38/4/6
A-1170 Wien

Shamanism & Healing
Association
Agnesstraße 16
80798 München

**Institutionen, die sich mit der
aktuellen Situation der Indianer
auseinander setzen**

Incomindios – Internationales Komitee
für die Indianer Amerikas
Abteilung Nordamerika
Postfach
CH-8032 Zürich
Tel./Fax: 01/383 03 35

Abteilung Süd- und Mittelamerika
Schützenmattstrasse 37
CH-4051 Basel

Nuclear-Free Future Award
Schellingstraße 24
80799 München

**Bezugsquelle Schmuck und
Kultgegenstände**

Matthias Fliegner
c/o Birgit Hildebrand
Riederstraße 21
80999 München

AGEM
Arbeitsgemeinschaft für
Ethnomedizin
Melusinenstraße 2
81671 München

Impressum
© 1999 W. Ludwig Buchverlag GmbH in der Verlagshaus Goethestraße GmbH & Co. KG, München

Redaktion:
Christine Waßman
Projektleitung:
Sybille Schlumpp
Redaktionsleitung und medizinische Fachberatung:
Dr. med. Christiane Lentz
Bildredaktion:
Gabriele Feld
Produktion:
Manfred Metzger
Umschlag:
Till Eiden
Tierillustrationen:
Sabine Lauf, München
Layout:
Wolfgang Lehner
DTP/Satz/Illustrationen:
Veronika Moga
Druck und Bindung:
Westermann Druck Zwickau GmbH, Zwickau

Printed in Germany
Gedruckt auf chlor- und säurearmem Papier

ISBN 3-7787-3515-2

Über die Autoren

Doris Iding setzt sich in ihrem Studium der Ethnologie, Religionswissenschaften und der Psychologie speziell mit Indianern, Schamanismus und bewusstseinsverändernden Techniken sowie dem Tod auseinander. Außerdem ist sie Organisatorin und Assistentin bei Atemseminaren und Enlightenment-Intensiv-Gruppen.

Hinweis

Das vorliegende Buch ist sorgfältig erarbeitet worden. Dennoch erfolgen alle Angaben ohne Gewähr. Weder Autorin noch Verlag können für eventuelle Nachteile oder Schäden, die aus den im Buch gemachten praktischen Hinweisen resultieren, eine Haftung übernehmen.

Bildnachweis

AKG, Berlin: 29, 110; Ernst Beat, Basel: 22; Das Fotoarchiv, Essen: 25 (Henning Christoph); Heeb Christian, Bend (USA): 107; Image Bank, München: 27 (Chuck Place), 129 (Rob Atkins), 136 (Pete Turner); Siegfried Sperl, München: U 1 / Fond, U 1 / Einklinker re., 32, 45, 56, 60; Südwest Verlag, München: U 1 / Einklinker li., 34, 46 (M. Nagy), U 1 / Einklinker mi. (P. Rees), 126, 133 (C. Rehm); Tony Stone, München: 114 (Walter Hodges); Transglobe Agency, Hamburg: 20 (Ague), 150 (Udo Siebig); Visum, Hamburg: 12 (D. Reinartz)

Register

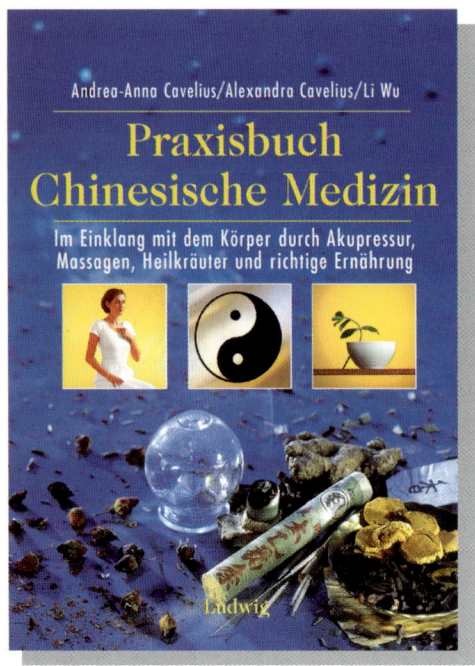

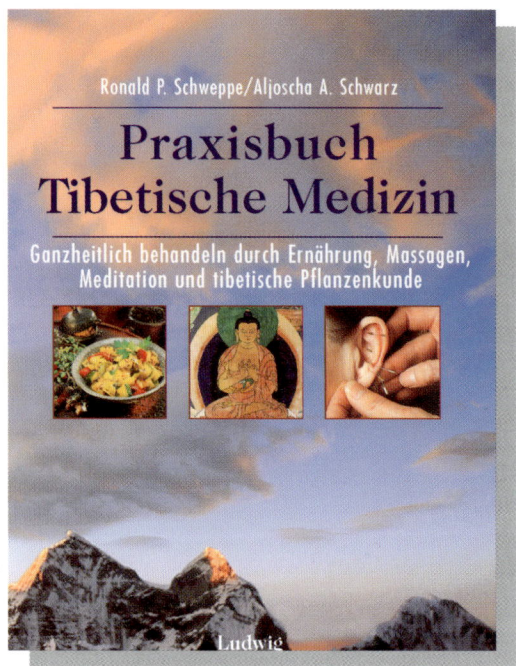

W. Ludwig Buchverlag 1998
304 Seiten, durchgehend vierfarbig,
laminierter Pappband
ISBN 3-7787-3686-8

W. Ludwig Buchverlag 1998
176 Seiten, durchgehend vierfarbig,
laminierter Pappband
ISBN 3-7787-3684-1

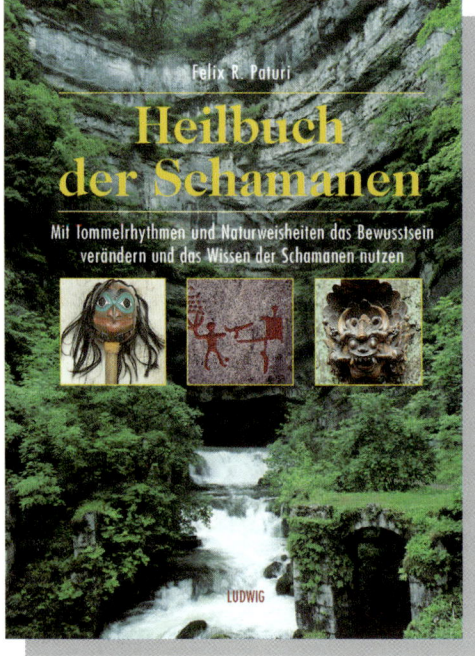

W. Ludwig Buchverlag 1999
272 Seiten, durchgehend
vierfarbig, laminierter
Pappband
ISBN 3-7787-3736-8